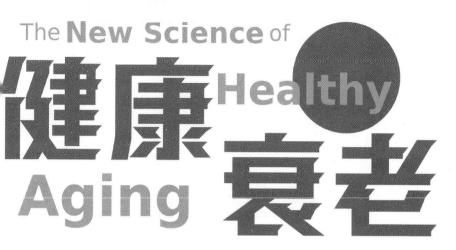

The New Science of

健康 Healthy

Aging 衰老

《环球科学》杂志社　编

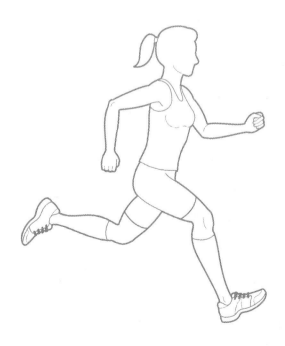

机械工业出版社
CHINA MACHINE PRESS

本书深入探讨了人类衰老的原因以及如何防止衰老导致的身心衰退，旨在帮助读者更好地活在当下，享受健康、充满活力的各个年龄段生活。科学界对人类衰老的极限仍然持开放态度，相关研究持续进行中，以期延长人类的自然寿命。书中融合了健康衰老的新理念，从多角度解析了人类为何会变老以及如何有效减缓衰老带来的身心衰退，虽然目前尚无"治愈"衰老的方法，但是本书通过展示该领域新的研究进展，为读者提供了实用的信息和现实的希望。让我们一起期待一个更加健康、长寿的未来。

图书在版编目（CIP）数据

健康衰老 /《环球科学》杂志社编. -- 北京：机械工业出版社，2024.12. --（环球科学新知丛书）.

ISBN 978-7-111-77312-2

Ⅰ. R339.3-49

中国国家版本馆CIP数据核字第20254AX002号

机械工业出版社（北京市百万庄大街22号　邮政编码100037）

策划编辑：郑志宁　蔡　浩　　责任编辑：郑志宁　蔡　浩

责任校对：王荣庆　张　薇　　责任印制：郜　敏

三河市航远印刷有限公司印刷

2025年2月第1版第1次印刷

148mm×210mm・6.5印张・119千字

标准书号：ISBN 978-7-111-77312-2

定价：59.00元

电话服务　　　　　　　　　　网络服务

客服电话：010-88361066　　机 工 官 网：www.cmpbook.com

　　　　　010-88379833　　机 工 官 博：weibo.com/cmp1952

　　　　　010-68326294　　金 书 网：www.golden-book.com

封底无防伪标均为盗版　　机工教育服务网：www.cmpedu.com

如何健康地老去

从"可怕的两岁""发育期的烦恼"到"1/4人生危机",从"浑浑噩噩的三十岁"到"中年危机",对于人类生命旅程中的每一个阶段,我们通常都会创造一个消极的术语来描述在这段时间里的经历。在我们"崇尚年轻"的文化中,数十亿美元的产业都是建立在那些看上去和感觉上能更年轻的承诺之上,但这种状态从来没有被真正定义过。年轻的标准是什么呢?我们的大脑就像营销者想要的那样填补了答案:比我们的实际年龄还年轻。无论我们是25岁、45岁还是65岁,我们都应该活在当下,而不是只顾着向前看,要努力抓住并维持着当下短暂而又理想的健康时刻。

了解我们衰老的原因以及如何减缓与年龄有关的身心衰退，可以帮助我们更好地生活在当下。在任何年龄阶段都要学会享受健康。但这并不意味着科学家已经接受了目前人类衰老的极限，因为有关延长人类自然寿命的研究还在继续。在本书中，我们将探索关于健康衰老的新方法。

在第 1 章中，我们来看看人类的寿命问题以及目前限制人类寿命的生物学条件、环境和社会条件到底是什么。在《人类如何加速进化？》一文中，人类学家约翰·霍克斯探索了人类在过去3 万年中是如何迅速进化的。在《财富与健康：隐秘的差距》一文中，斯坦福大学的生物学和神经科学教授罗伯特·M. 萨波尔斯基提出，贫穷的压力严重损害我们的身心健康，这也加速了衰老并缩短寿命。

在第 2 章中，我们将调查与年龄有关的疾病预防的新进展。我们将从布莱特·斯特卡的《寻找最佳大脑食谱》一文开始入手，本文展现了来自地中海、日本（冲绳岛）和斯堪的纳维亚半岛的传统饮食是如何保持心理和认知健康的。在《对抗阿尔茨海默病》一文中，神经科学家大卫·贝内特研究了智力刺激和社交活动如何能增强我们的大脑活力，使其更好地抵御衰老，大幅降低我们患阿尔茨海默病的风险。本部分余下的选文则关注随着年龄增长，运动和"大脑训练"在增强人类认知健康方面的影响。

在第 3 章中，我们将探索人类衰老的极限。比尔·吉福德在《活到120岁》一文中表明，目前用于治疗糖尿病和癌症的药物显示出在治疗疾病的同时保持细胞健康的能力。在《最长寿的人》一文中，研究衰老和长寿遗传的专家托马斯·T. 珀尔斯解释了95岁以上的老人往往比小他们几十岁的人更健康的原因。在这篇文章中，珀尔斯探索了基因如何保护一些人免受衰老过程中常发生的破坏性生物过程的影响。

虽然目前仍没有"治愈"衰老的方法，但我们可以做一些事情来延缓和减轻衰老进程。在本书中，我们将着重关注这一领域内新的进展以及新的研究，并为大家提供一些切实可行的信息。

卡琳·塔克
（Karin Tucker）

目 录

健康
衰老

第 1 章

我们为什么
会衰老？

人类如何加速进化？

约翰·霍克斯（John Hawks）

崔娅铭　译

人是一种具有主观能动性的生物。地球上没有任何生物能像人类这样，对命运有如此强大的把控能力。在过去的数百万年间，我们已经解决了无数致命的威胁。我们学会了如何保护自己不受野外捕食者的伤害；我们发现了许多致命疾病的治疗方法；我们的祖先曾用双手耕作，而现在，我们已经使用工业化的方式进行农业生产，将曾经的小菜园变成了辽阔的农田；我们还克服了各种困难，大大提高了生育健康后代的概率。

许多人认为，科学技术上的进步以及我们对抗和控制自然界能力的提升，使自然选择对人类失去了作用，人类进化已经因此停止。他们声称，如果人人都能活到百岁，"适者生存"的理论将不复存在。这种说法并非偶然出现。一些科学家，例如英国伦敦大学学院的史蒂文·琼斯和大卫·爱登堡都声称人类进化已经结束。

事实并非如此。人类在漫长的岁月里一直在进化，并且人类只要存在，就将一直进化下去。人类与黑猩猩曾有共同的祖先，在进化过程中，自人类与黑猩猩进入不同分支以来，至少已经过去了700多万年。如果将这700多万年换算成一天中的24小时，那么刚刚过去的3万年，仅相当于人类整个进化过程中的6分钟。但是，许多重要事件——向新环境的大规模迁移、饮食习惯的大幅度变化、全球人口增加1000倍，都发生在人类进化史书的最新一章。这些新增的人口，给我们的物种带来了独特的突变，从而引发了一波快速的自然选择。人类进化并未停滞，如果非要说其中有什么变化的话，那只能是我们比以前进化得更快了。

"新新"人类

古人类的骨骼化石早已告诉我们，人类的许多特征都是最近才迅速产生的。大约1.1万年前，人类的生活方式开始从狩猎和采集转变为农耕和烹调，这一变化可以从针对古人类的解剖研究中看出来。例如，1万年前，欧洲、亚洲和非洲北部地区早期人类的牙齿平均比现代人的牙齿大10%。我们的祖先开始食用经过烹调而变得更加软烂的食物后，他们的牙齿和下颌就逐渐缩小了。

虽然人类学家几十年前就已经知道了这些特征的由来，但直到 10 多年前，我们才了解到，这些特征原来出现得这么晚。通过研究人类的基因组，我们可以看到自然选择是如何发挥作用的。比如，我们的研究结果显示，农耕人群的后代能分泌更多的唾液淀粉酶。唾液淀粉酶是一种用来分解食物中淀粉的关键消化酶。如今，在大部分人的基因组中，都带有多个唾液淀粉酶 α1（AMY1）的重组蛋白。

以狩猎和采集为生的人群，如今仍然存在于这个星球上，他们分布在非洲、亚洲和美洲，例如坦桑尼亚的达图加人。在这些人的基因组中，唾液淀粉酶的数量就不如农耕人群的后代多。不论身在何处，农耕人群一旦开始种植谷物，他们消化淀粉的能力将迅速增强。对于远古时期的农耕人群来说，这似乎是一种生存优势。

乳糖耐受性的产生，是人类对食物进化出适应性的另一个例子，这也是现今研究得最为透彻的进化现象之一。现在，几乎人人生来就有产生乳糖酶的能力，这种酶可以分解乳汁中的乳糖，方便人类从乳汁中获得能量。对于哺乳期的婴儿来说，这一点至关重要，但大多数人会在成年后失去这种能力。自人类开始食用乳制品后，为了增强乳糖酶的活性，人类的基因在最近的进化历程中至少发生过 5 次突变。其中，3 次突变发源于撒哈拉沙漠以南的非洲地区，这里有着悠久的牧牛传统。第 4 次突变则发源于阿拉伯地区，最早可能出现于饲养骆驼和山羊的远古牧人之中。

最为常见的是第 5 次突变。这次突变，可以使成年人体内的乳糖酶一直保持在"开启"状态。这一次突变起源于从北爱尔兰到印度的广大地区，并且在北欧人群中的发生频率最高。这次突变可以追溯到大约 7500 年前（或许有几千年的误差）的某一个人身上。冰人奥兹，被发现于意大利北部，是一具约 5500 年前自然形成的干尸。2011 年，科学家分析了冰人奥兹的 DNA 后发现，他并不携带乳糖酶突变。这一事实暗示，这类基因突变在出现几千年后，仍未在这一地区扩散开。2012 年，科学家又从一些 5000 多年前的欧洲农民的骨骼中提取 DNA，然后测序分析，结果同样没有发现可让人体产生乳糖耐受性的突变。然而在今天，这一地区已有几亿人携带乳糖酶突变，这种突变在人类基因库中的占有比例超过 75%。我们发现的事实，也符合理论的预测结果。现实很好地反映了我们对自然选择的数学期望：一个受到正向选择的新突变会以指数形式扩散，并且需要很多代的传递，才能在一个人群中扩散开。这个新突变一旦得以扩散，它的发生概率就会继续迅速增加，并最终成为"绝大多数"。

乳糖耐受

能够在成年后继续享用乳制品，是人类最近才进化出的一项"特权"。人类需要用乳糖酶来分解乳汁中的乳糖，通常，人体会在青春期后停止制造乳糖酶。事实上，直到现在，世界上的大多数成年人仍然存在乳糖不耐受问题。然而，在过去的1万年中，为了增强乳糖酶的活性，人类的基因在最近的进化历程中至少发生过5次突变。这些新的适应性特征，都起源于乳制品丰富的地区。当前，地球上乳糖耐受率较高的地方，就是这其中的一些地区。

"年轻"的种族

人类的许多常见生理特征，都是最近才进化出来的，这也是人类进化历程中最神奇的事情。例如，亚洲人常见的粗直黑发，是在过去3万年间才开始出现，而这是由于一个叫作EDAR的基因发生了突变。EDAR基因在皮肤、毛发、牙齿和指（趾）甲的早期发育中具有决定性作用。早期的美洲居民体内就带有EDAR基因，所以，他们与亚洲人具有相同的进化史。

出乎意料的是，人类现在的皮肤、毛发和虹膜的颜色，也都是不久前才进化出来的。人类刚开始进化时，皮肤、毛发和眼睛都是深色的，而随后发生的许多基因突变，让这些颜色在一定程度上变浅了，其中一些突变起源于非洲。其他很多突变，都只出现在特定的群体中。发生在TYRP1基因上的突变就是一个典型的例子，TYRP1基因的突变使所罗门群岛岛民的毛发变成了金色。蓝眼睛是 HERC11 基因发生突变的结果；MC1R 基因的突变能使黑色的头发变成红色；SLC24A5 基因的突变可以使肤色变浅，95% 的欧洲人的基因组中都有这种突变。与乳糖酶一样，来自古人类的 DNA 也能够告诉我们上述突变的"年纪"。蓝眼睛似乎是在 9000 年前出现的，但当时，SLC24A5 基因的突变还没有广泛出现在人类群体中。这充分说明，人类现在的皮肤、毛发和虹膜的颜色，都是最近才以惊人的速度进化出来的。

皮肤、毛发与虹膜的颜色差异，是不同种族之间最明显的区别，在一定程度上也最容易研究。同时，科学家也会研究那些更加奇怪，却不那么明显的人类身体特征，如耳垢。现在，世界上大多数人都有黏稠的耳垢，但许多亚洲人的耳垢是干燥的片状物，并不会黏在一起。人类学家早在 100 年前就已经发现这一差异，但直到最近，遗传学家才弄清其中的原因：干燥的耳垢是 ABCC11 基因新近产生的一次突变所导致的。

这次突变出现在 2 万~3 万年前，可以影响汗腺。如果你的腋窝经常黏糊糊的，耳垢也很黏稠，说明你的 ABCC11 基因很可能没有突变过。如果你的耳垢干燥，体味也不重，说明你很可能带有这种 ABCC11 基因的新突变。

再往前推几千年，另一个看似简单的突变，将上百万的非洲人从一种致命疾病中拯救出来。大约 4.5 万年前，DARC 基因发生了一次突变，这次突变可以使人类获得对间日疟原虫的免疫能力。间日疟原虫是一种寄生虫，是目前以人类为宿主的两种最为猖獗的疟原虫之一，它们可以通过 DARC 基因编码的分子进入红细胞内部。因此，抑制 DARC 基因的表达，就能抵御这种寄生虫。总的来说，这种突变能够成功抵御间日疟原虫，因此 95% 的撒哈拉沙漠以南地区的非洲居民都带有这种基因突变，但只有 5% 的欧洲人和亚洲人携带这种基因突变。

随机的力量

人类从前总将"进化"看作"好"基因取代"坏"基因的过程，但随着科学研究的不断深入，人类为了适应自然而发生的大多数变化，都证明了随机性在进化过程中的重要性。有利突变并不会自发地延续下去，一切都取决于突变发生的时机以及获得突变的样本数量。

从已故的人类学家弗兰克·利文斯通那里就可以认识到这一点，他专门研究疟疾抵抗力的遗传机制。血红蛋白是红细胞中一种运输氧气的分子。3000 多年前，非洲人和印度人体内的血红蛋白基因发生了突变，如果一个人同时带有两个拷贝的突变基因，体内就会产生一种名叫"血红蛋白 S"的蛋白，使红细胞变得畸形，造成血管堵塞。带有这种基因的人会因此患上镰状细胞贫血。正常的红细胞非常柔软、有弹性，可以顺利地通过狭小的毛细血管，而变异的红细胞则非常坚硬，并呈标志性的"镰刀"形状。事实证明，这种形状上的变化，也能够削弱间日疟原虫感染红细胞的能力。

另一个吸引利文斯通的突变蛋白，是"血红蛋白 E"。这是一种目前在东南亚较为常见的基因突变。血红蛋白 E 能使人产生对疟疾的抵抗力，但不会像血红蛋白 S 那样，导致严重的镰状细胞贫血。"血红蛋白 E 似乎比血红蛋白 S 好得多，"有一天我在课堂上提出，"为什么非洲人没有出现可以产生血红蛋白 E 的突变呢？"

"这一突变并未在非洲成为主流。"利文斯通说。他的回答令我非常惊讶。我曾经认为，自然选择是进化过程中最强大的力量。非洲人已经与致命的恶性疟疾进行了数千年的斗争，自然选择理应淘汰那些不太有用的基因突变，转而将最有利的基因突变保存下来。

利文斯通向我解释了，为何血红蛋白 S 的存在会阻碍血红蛋白 E 的出现。体内仅有正常红细胞的人患上疟疾后，一个只具有微弱进化优势的新突变就能迅速普及开来。但是，已经有血红蛋白 S "护体"的人，因疟疾死亡的风险会相对低一些。所以，血红蛋白 E 所表现出的突变优势，对这个已经可以抵抗疟疾的人群来说（即便这种抵抗力并不完美）并不明显。与我们的常识不同的是，突变本身并非唯一的决定性因素，突变发生的时间同样非常重要。即便是一种不完美，甚至有着"副作用"的突变，也能在人类对抗疟疾的数千年中成为进化过程中的"胜者"。

想象一下，血红蛋白 S 就像是给身体穿上了一层特殊的"防护服"。穿上它的人，虽然行动（身体机能）可能不如完全正常的人那么灵活自如，但在面对可怕的疟疾时，却有了更高的生存机会。这就像是你穿了一件不太合身但很结实的盔甲去探险，虽然行动受限，但能保护你不被怪物轻易打败。而血红蛋白 E 呢，它就像是另一种超能力装备，能让没有"防护服"的勇士们变得更加强大，更容易在疟疾的袭击下生存下来。但是，对于那些已经穿上了血红蛋白 S "防护服"的人来说，他们虽然还不能完全无惧疟疾，但已经比之前强了很多，所以再穿上血红蛋白 E 的超能力装备就显得没那么必要了，因为提升的效果并不明显。

　　从疟疾出现的那天起，不同地域的人类就开始产生不同的、可以增强抵抗力的基因突变。每一次最终在某地"落地生根"的基因突变，最初都只是随机发生的偶然事件。仅凭自己的力量，任何一次基因突变都很难长期存在下去，但人类祖先庞大且不断增长的人口规模，给了这些基因突变更多的"生存"机会。如此庞大的人口数量，正是人类在迁徙和扩张时能够迅速并完全适应新家园的原因之一。

进化的未来

　　时至今日，人类依然在进化。研究发生在遥远过去的事件时，我们仅能通过观察自然选择对基因的长期影响，推测出自然选择对生物体的作用。但现在，科学家可以通过调查人类的健康和生殖趋势，研究正在发生的进化过程。

在撒哈拉沙漠以南的非洲地区，有些女性体内携带有一种名叫 FLT1 的基因变体，如果她们在疟疾的易感季节怀孕，会比不携带这种基因变体的女性更容易生下孩子。这是因为，携带这种基因变体的女性的胎盘不容易被疟疾原虫感染。我们现在还不知道为何这种基因变体会降低胎盘感染疟疾原虫的概率，但我们确实能够用科学的手段检测到这种显著的效应。

耶鲁大学的斯蒂芬·斯特恩斯对公共卫生记录进行了研究，他希望从长期的记录中找出，如今人类的哪些特征与生育率最密切相关。

过去 60 年里，体形矮胖、体内胆固醇含量较低的美国女性，生下孩子的数量，要略多于具有"相反"特征的女性。我们尚不清楚，为何这些特征与家庭规模有相关性。

2006 年启动的公共卫生研究项目，英国生物样本库对数十万人的基因类型以及他们的终身健康进行了追踪。我们之所以进行这样的研究，是因为基因间的相互作用非常复杂，需要检测成千上万的追踪结果才能了解人类的健康究竟依赖于哪些基因突变。研究人类基因自古以来的突变脉络，可以让我们轻松地观察到发生在数百代人中的进化现象，但这也可能使我们忽视环境、生存与生育之间的复杂关系。比如，我们可以发现那些长期进化来的适应性特征，如乳糖耐受性，却可能忽略某些短期的动态变化。人类即将成为进化生物学历史上最受关注的长期研究对象。

未来的人类会进化成什么样子？在过去的几千年里，不同地区的人群各自经历着不同的进化过程，但他们依然保持着惊人的共性。新的适应性变异，也许正尽其所能地想在人类的基因库中博得一席之地，但它们还不够强大，无法取代原有的基因。事实上，我们仍然保留着从祖先那里继承的大多数"旧"基因。同时，每年都有数以百万人在不同的国家之间迁徙，这使得遗传信息正在以前所未有的速度进行着交流与混合。

面对如此高的基因混合率，我们似乎可以预见，未来的人类将会出现更多的特征。色素就是一个例子，皮肤颜色受到多个基因的影响，未来，人类的肤色或许会变得更加"均一"。如果用食物来打比方，未来人类的肤色，会不会更像一碗颜色均匀的酱汁，而非是现在这样颜色混杂的大拌菜？

答案是否定的。人群之间许多有差异的特征，都不是渐变性的。就连肤色问题也并非像我们在美国、墨西哥、巴西等充满了混血人种的地方所看到的那样简单。将来，人类的肤色并不会变成单一的牛奶咖啡色，相反，我们会看到，单一的个体将表现出许多色彩斑斓的变异表型，如雀斑、深色皮肤和金色头发，以及橄榄色皮肤、绿眼睛的惊人组合。我们的每一个后代，都将是一幅人类历史的鲜活拼图。

人类的"运动依赖症"

赫尔曼·彭泽（Herman Pontzer）
赵 岩 译

20 年前，我在乌干达的雨林中做野外调查。那是黎明前的一刻，空气十分湿润，我抬起头，透过密密麻麻的树冠，凝视着睡在我头顶上的 8 只黑猩猩。当时，我们的团队由三名研究人员和两名野外助手组成，他们在一小时前就醒了。我们一行人穿上橡胶靴子，匆忙装好背包后，赶紧借着头上的前照灯在泥泞的小路上行进。当我们到达目的地后，灯已经灭掉。我们静静地站在那里，淹没在一片 30 米高的黑色林海中，盯着黑猩猩在树木丛生的巢穴里睡觉。

那时我还很年轻，作为一名研究人类和猿猴演化史的博士研究生，我把整个夏天都交给了基巴莱森林国家公园，我在那里测量黑猩猩每天的攀爬量。在我看来，攀爬所消耗的能量可能是黑猩猩行为习性演变中的关键因素。这些因素促使它们以最大的限度提高攀爬效率，从而为繁殖后代和其他方面的基本任务节省卡路里。几个月前，在大雪纷飞的日子里，我坐在哈佛大学舒适的办公桌前认真琢磨夏季的研究计划，我想象着黑猩猩为了生存英勇奋斗的样子，每天辛勤奔波艰难维持生计。但是，当我投入实地考察，从早到晚地跟着黑猩猩之后，得出了截然相反的结论：黑猩猩是懒惰的。直到最近，我才意识到，猿类的懒惰或许从侧面告诉了我们一些关于人类演化的关键故事。

猿类之所以吸引我们，是因为我们在它们身上看到了很多关于人类的影子。比如，我们的 DNA 与红猩猩、大猩猩、黑猩猩和倭黑猩猩的相似度超过 97%。猿类非常聪明，会使用工具，会打架，会和解。有些猿类甚至会越过地盘杀死它们的邻居，还会捕杀其他物种作为食物。幼崽们会向母亲学习，一起摔跤、玩耍，也会撒娇发脾气。通过化石记录，往回追溯的年代越久远，我们的祖先看起来就越像猿类。如今，没有任何一个依然存在的物种可以完美比拟过去的物种，毕竟所有的谱系都会随着时间发生变化。但是，现存的猿类为我们提供了一个难得的研究机会，可以让我们探索人类来自哪里，人类哪些性状发生了改变，哪些性状又从远古延续到了现在。

有趣的是，正是人类和猿类之间的差异（而非相似），给我们的研究带来了曙光。无论是来自世界各地的化石，还是动物园和实验室里的发现，都揭示了人类的身体在过去200万年中发生了巨大的变化。近年来，研究人员也意识到，在演化的最后一个时期，我们的生态习性发生了标志性的变化，包括大幅增加的脑容量，狩猎和觅食行为，使用越来越复杂的石器以及逐渐变大的体形。但研究人员只认为这是宏观形态和行为的变化，而不是人类细胞的基本功能发生了变化。新的研究已经推翻了这种观点，也就是说，人类在生理上也发生了变化。与人类的远亲——猿类不同，演化使人类依赖上了运动，而人类必须使身体不断活动，才能更好地生存下去。

懒散的黑猩猩

对于野生的黑猩猩来说，每天的日程就像加勒比游轮上昏昏欲睡的度假人员，只有非常少量有组织的活动。清早起床，首先是吃早餐（水果）。吃饱之后，找个舒服的地方小睡一觉，或者做一些简单的毛发梳理工作。差不多一个小时后，再不紧不慢地去找一棵无花果树大快朵颐。或者，与一些"朋友"会面，相互梳理毛发，再睡一会儿。下午5点早早吃完晚餐（大量的水果，或许还有少量的叶子），找到一棵舒服的树，又可以睡觉了。当然，当水果真的很棒时，它们会集体疯狂地大呼小叫，偶尔会相互扭打或厮杀。雄性首领每天都需要花点时间来殴打几只"受害者",以此来展示自己的权力。但总的来说,黑猩猩的生活已经非常惬意了。

不仅是黑猩猩,红猩猩、大猩猩和倭黑猩猩也过着像童话世界里那种无所事事的生活。黑猩猩每天要花8至10个小时休息、梳洗和吃东西,晚上还要睡9至10个小时。黑猩猩和倭黑猩猩每天行走大约3000米,大猩猩和红猩猩的行程更少。至于攀爬,正如我在那个夏天发现的一样,黑猩猩每天攀爬约100米,消耗的热量相当于步行1500米。红猩猩也大致相同。虽然还没监测到大猩猩的攀爬量,但肯定会更少。

对人类来说,如此低的活动量会导致严重的健康问题。如果每天行走的步数少于10000步,会增加心血管或代谢疾病的患病风险。美国成年人每天行走的步数通常约为5000步,这导致糖尿病的发病率高得惊人,这也影响了10%的美国人。据统计,美国每年死亡总人数中的1/4,都与心脏病或糖尿病有关。通过分析这些信息,猿类应该麻烦缠身才对。把它们的活动总量(步行和攀爬)换算为每天的步数,进行跨物种比较,我们才发现,猿类积累的步数非常少。哪怕和久坐不动的人相比,活动量也要少一些,更不必说每天达到10000步的标准了。

值得注意的是,人类长时间坐在办公桌前或电视机前,都会增加患病风险,并影响寿命,即使对于会去运动的人也是如此。在全世界范围内,身体缺乏运动造成的危害可能与吸烟造成的危害（吸烟造成每年超过 500 万人死亡）相当。一项针对苏格兰人的调查显示，每天观看电视超过两个小时，心脏病或中风等心血管疾病的患病风险增加了 125%。一项针对澳大利亚成年人的研究报告则称，每观看 1 小时电视，预期寿命就会缩短 22 分钟。也就是说，沉迷全长 63.5 小时的《权力的游戏》可能会使你付出减少 1 天寿命的代价。

然而，即便黑猩猩和其他猿类习惯性地保持着低水平的体力活动，它们依然很健康。在人工饲养的猿类中，患糖尿病的非常罕见，它们的血压也不会随着年龄增长而升高。尽管其身体中的胆固醇的含量天然就很高，但它们的动脉却不会因此硬化或堵塞。可以说，黑猩猩不会患上类似人类的心脏病，也不会因冠状动脉阻塞而死亡。当然，它们也能一直"保持身材"。2016 年，我和史蒂夫·罗斯一起，与芝加哥林肯动物园的一个团队合作，共同测量了美国各地动物园中猿类的新陈代谢速率和身体状况。令人惊讶的是，即使是人工饲养，大猩猩和红猩猩的体脂率也仅为 14% 至 23%，黑猩猩的体脂率则低于 10%，这与奥运会运动员水平相当。在灵长类这个谱系中，人类显然有些特殊。不知为什么，人类演化出了一套必须保持高水平体力活动才能维护身体健康的机制。现在，人类已经意识到，连续几个小时坐着或看电视会带来健康风险。从什么时候开始，人类脱离了猿类同胞那样低强度的生活方式，演化出了更加艰辛的生活方式？这又是为什么？一系列化石证据或许可以帮助我们拼凑出完整的答案。

劳作让我们分化

大约 600 万年或 700 万年前，我们的祖先也就是原始人就与黑猩猩和倭黑猩猩分道扬镳。然而，研究人员却很少找到分化早期的原始人化石。进入 21 世纪以来，古人类学家分别在乍得、肯尼亚和埃塞俄比亚发现了这个关键时期的三种原始人：乍得沙赫人、图根原人和地猿。

在这些早期原始人的化石中，颅骨、牙齿和骨骼的解剖结构特征都不同于任何一种现存的猿类。然而，尽管这些原始人已经开始用两条腿走路，但他们的生活方式又与猿类非常相似。他们的臼齿在大小和尖锐程度上与黑猩猩相似，牙釉质较厚。这表明他们的饮食是混合膳食结构，食物中包含水果和其他植物。地猿是在埃塞俄比亚 440 万年前的地层中发现的，是迄今为止最著名的早期原始人之一。他们的手臂很长，手指修长可以弯曲，脚也可以抓握。这表明他们有一部分时间仍然在树上度过。伊莲·科兹马是纽约大学的研究生，她主导的一项生物力学分析表明，地猿的骨盆解剖结构已经在演化中发生了变化，允许他们已能完全直立行走。也就是说，他们不仅能精力充沛地在地上行走，还能保留在树梢间的行动能力。显然，人类的早期祖先在两个世界

（地面和树林）中都过得很舒适。

大约在 400 万年前到 150 万年前，原始人的记录以南方古猿属为主。如今，被认可的至少有 5 个物种，其中包括著名的"露西"和它的亲属们。下肢解剖学结构的变化表明，与早期物种相比，这个时期的古猿的行走能力得到了改善，能走更远的距离。在南方古猿中，脚的抓握能力消失了，大脚趾变得其他指头一样，腿变得更长，腿的长度和整个身体的比例与现代人类一样。

结合骨盆分析和在坦桑尼亚莱托里发现的化石足迹研究，科兹马认为，南方古猿的步态已经演化为现代步态。他们长长的手臂和手指表明，这些原始人仍然经常在树上觅食，或许还在树上睡觉。对牙齿磨损模式的分析表明，南方古猿物种主要以植物性食物为食，正如早期原始人以及至今仍然存活的猿类一样。南方古猿臼齿的釉质大而厚，他们最有可能食用更硬或者含有更多纤维的食物，特别是在无法获得最心仪食物的时候。

在早期的原始人中，直立行走和双足跨步的演变显得非常重要。从此以后，他们巡视旷野的方式发生了明显的改变。用更少的能量就能覆盖更大旷野的能力，这或许让他们扩展了自己的生活范围，能在比现在的猿类栖息地更差的地方茁壮成长。还有一些有趣的变化，例如雄性原始人中又大又尖的犬齿开始消失，这似乎反映了社会行为的变化。然而，以植物为基础的膳食结构，以及攀爬适应性的保留，这都意味着他们的饮食习惯和日常活动仍然与猿类非常相似。他们每天移动的距离可能很短，需要大量时间用于休息和消化满肚子的纤维植物，因此，不太需要每天都得达到10000步的行走量。

大约200万年前，又有一些有趣的迹象出现了。那些具有好奇心或相对聪明的原始人开始尝试与以往不同的思路和方法。2015年，纽约大学石溪分校的索尼娅·哈曼德和她的团队在肯尼亚图尔卡纳湖西岸，从330万年前的沉积物中发现了一些笨重的大型石器，有的重量超过30磅（约13.5千克）。在对埃塞俄比亚和肯尼亚260万年前的历史遗址做进一步挖掘时，研究人员又陆续发现了一些石器以及一些已经形成化石的动物骨骼。这些动物骨骼明显带有被穿凿和被屠宰所造成的磨痕。带有凿刻痕迹的骨器和石器在180万年前就已经相对常见，在那时，被原始人追猎的，已不仅仅是生病和受伤的动物了。在分析坦桑尼亚奥杜瓦峡谷中被屠宰的动物骨骼化石后，研究人员发现，高龄的有蹄类动物是这些原始人的主要狩猎目标。还有一件非常重要的事：与以往不同，在180万年前，原始人类已经从非洲迁徙到欧亚大陆，从高加索山脉的山麓走向了印度尼西亚的雨林。我们的祖先已经跳出了生态围栏，几乎可以在任何地方蓬勃发展。

忘掉伊甸园中的秘密会面或是普罗米修斯布施火种的故事吧。正是这种数百万年以来与石器和肉食的磨合，以及发展出"狩猎采集"的策略，才使人类这一分支远离其他猿类，不可逆转地改变了一切。这种结构性的转变也标志着智人的出现。

决定命运的饮食

在生态学和演化论中，饮食决定命运。动物吃的食物不仅可以改变它们的牙齿和内脏，还可以影响它们整体的生理结构和生活方式。一些物种通过演化，可以食用来源固定而又丰富的食物，它们不需要跑很远或者变得很聪明就能填饱肚子。毕竟，草地又不会长腿自己跑掉。然而，要寻找难以找到或者需要捕获的食物，就得长途跋涉，这个过程往往伴随着认知复杂度的提高。例如，生活在中美洲和南美洲的蜘蛛猴以水果为食，它们的大脑就比生活在同一片森林、食用树叶的吼猴要大。当然，蜘蛛猴的跋涉距离也要比吼猴长 5 倍左右。在非洲大草原上，食肉动物每天行进的距离是它们捕食对象（食草动物）的 3 倍。

早期原始人从纯粹的采集生活，转变为标志性的狩猎采集式生活，这对人类的发展产生了重大的影响，使他们能够更紧密地团结在一起。以肉食为生就需要合作和分享——这不仅仅是因为你没能力独自杀死或吃掉一头斑马。肉类很难获取，但获取植物性食物却相对简单，所以共享植物性食物的行为变成了狩猎和采集策略能够正常推进的保障。如今，在仍然进行着狩猎和采集的人群中，每天约有一半的能量来自植物。在分析了原始人牙结石化石中残留的食物后，科学家发现，即便是尼安德特人（基本代

为运动而生

由于原始人演化出了便于直立行走的生态习性，它们能够在消耗更少能量的情况下，覆盖更大的活动范围，从而扩张自己的栖息地。随后，狩猎行为的出现进一步提高了原始人的活动水平，因为需要到更远的地方寻找食物。人类的生理已经适应了这种大运动量的生活方式，因此人类必须运动才能保持健康。

直立行走

人类因有直立的站姿和大跨步的步态而有别于黑猩猩与其他猿类。这种解剖学特征经历了数百万年的演化，因而人类能以充沛的精力进行两足行走和奔跑。

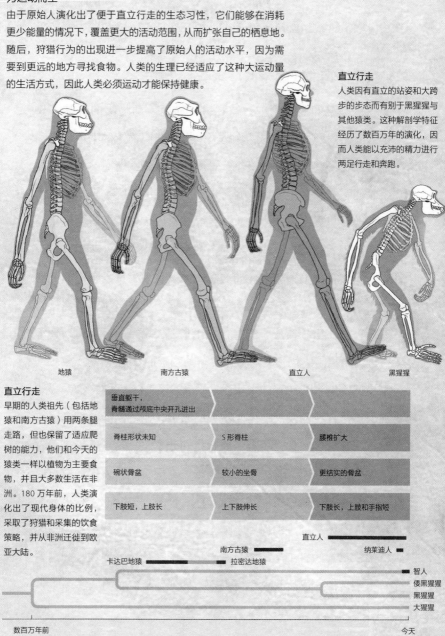

地猿　　　　南方古猿　　　　直立人　　　　黑猩猩

直立行走

早期的人类祖先（包括地猿和南方古猿）用两条腿走路，但也保留了适应爬树的能力，他们和今天的猿类一样以植物为主要食物，并且大多数生活在非洲。180万年前，人类演化出了现代身体的比例，采取了狩猎和采集的饮食策略，并从非洲迁徙到欧亚大陆。

垂直躯干，脊髓通过颅底中央开孔进出		
脊柱形状未知	S形脊柱	腰椎扩大
碗状骨盆	较小的坐骨	更结实的骨盆
下肢短，上肢长	上下肢伸长	下肢长，上肢和手指短

直立人

南方古猿　　　　　　　　　　　纳莱迪人

卡达巴地猿　　拉密达地猿

智人
倭黑猩猩
黑猩猩
大猩猩

数百万年前　　　　　　　　　　　　　　　　　　今天

表了娴熟猎人和不吃蔬菜的形象）也有均衡的饮食结构，其中包括大量谷类食物。

狩猎和采集活动也推动了智力的发展。技术的创新意味着那时候的人类可以获得更多的食物。事实证明，社交智力是非常宝贵的，因为协调和沟通已成为原始人类策略中根深蒂固的一部分。艾莉森·布鲁克斯来自乔治·华盛顿大学，里克·波茨来自史密森尼国家自然历史博物馆，他们和同事研究了位于肯尼亚的奥洛戈赛利叶遗址后，在 2018 年发表了一篇论文。他们认为，在 32 万年前，原始人类的认知已经发展到与现代人类一样精明的程度。那时的人类用黑色和红色的颜料作画，用远距离贸易来购买优质的石器工具材料。这类研究确定的年代，与迄今为止发现的最古老的智人化石所代表的年代吻合，而这些化石是 2017 年在摩洛哥的杰贝勒·胡德遗址（距今约 30 万年）发现的。

此外，狩猎和采集的生活方式需要原始人类更努力地劳作。向食物链上游移动，就意味着更难找到食物。在这片土地上，人类必须非常活跃，他们通常每天步行 14000 米。我和亚利桑那大学的戴维·赖希伦以及如今在加利福尼亚大学洛杉矶分校的布赖恩·伍德合作开展了一个项目，研究了坦桑尼亚北部哈扎人人的工作量。研究表明，在这个至今仍保持狩猎习惯的部落中，男性和女性一天的体力劳动量比美国人一周的劳动量还要大。不仅如此，哈扎人每天行进的距离比任何猿类都要多 3 倍 ~5 倍。

如果不是因为有弓箭等技术革新，早期人类可能还会更活跃。在 2004 年发表的一篇具有里程碑意义的论文中，犹他大学的丹尼斯·布拉姆布尔和哈佛大学的丹尼尔·利伯曼认为，早期人类已经演化出通过长时间奔跑来猎食的方式了——直立人骨骼的许多特征都反映出他们能够持续奔跑。

在过去的 200 万年中，大脑的容量和结构复杂度就像滚雪球一样稳步增长。但是，这样的变化是持续发生的吗？任何这样的想法都是不准确的。演化有很好的存储能力，却没有计划性。2015 年，南非金山大学的李·贝尔热的团队宣布，他们发现了数以百计的纳莱迪人化石。这是一个从南非新星洞穴系统深处的沉积物中发现的新物种。经鉴定，这个物种所处年代在 33.5 万年到 23.6 万年前。它们的脑容量仅比南方古猿大 10%，体形与早期人类相似，可能代表了智人的一个分支。在更新世早期，这个分支的脑容量就停止增长了。此后，它们幸福地生存了 100 多万年。纳莱迪人是一个重要的启示：演化没有任何目的性，人类的出现也不是必然的。

运动依赖症

没有任何特性是孤立演化的：大脑必须与头骨相适应；牙齿必须在下颌里；肌肉、神经和骨骼必须协调工作。行为方式也不例外。当一种行为策略（如狩猎和采集）成为常态时，生理特征就会发生改变，适应甚至依赖这种行为。

以维生素 C 为例。早期的哺乳动物可以自身合成这种重要的营养物质，这个过程涉及几种基因的相互作用。在啮齿类动物、食肉动物和许多其他哺乳动物中，这几种基因仍然可以正常表达。然而，在数千万年前，我们的灵长类祖先变得非常喜欢吃富含维生素 C 的水果，以至于自身合成维生素 C 变成了一项没有必要的损耗。它们的生理特征逐渐适应了这种行为，合成维生素 C 的基因逐渐突变，最终使得现在的灵长类动物（猴子、猿类和人类）无法自己合成维生素 C。如果灵长类动物不主动摄入维生素 C，就会患坏血病。

还有一个很有趣的演化案例，虽然离我们很远，但也非常贴切。这是一种被称为"撞击换气"的特殊呼吸方式，存在于几种鲨鱼和鲭科鱼（包括金枪鱼和鲭鱼）中。这些物种在常年的觅食过程中演化出了高度活跃的行为，可以日夜不停地游泳。它们的解剖结构和生理状态已经适应了这种行为，所以演化出利用不断向前运动的行为，这样可以将水直接冲入口中，穿过鳃部，从而获得氧气。适应后，鳃呼吸运动有关的肌肉组织则逐渐缺失。这种变化虽然节省了能量，但也使鲨鱼和鲭科鱼很容易窒息。如果停下来不动，它们就会因缺氧而死亡。

虽然早就知道运动对人类有益，但人类才刚刚开始了解，这些为了适应生理需求演化出来的行为方式是如何满足狩猎和采集的生活需求的？这些行为方式几乎涉及每个器官，同时深入细胞层面。在这个领域中，最令人激动的一些研究主要集中在大脑上。首先，研究表明，人类的大脑已经通过演化，适应了较少睡眠的状态，即使在没有人工照明或其他现代夜间干扰的社会中也是如此。世界各地的人类（无论是非洲大草原上的哈扎人、亚马孙雨林中的"提斯曼园艺家"，还是纽约市的居民）每晚大约只睡 7 个小时，远远低于其他动物的睡眠时间。其次，赖希伦和同事的研究证明，人类的大脑已经演化出了奖励身体长时间活动的机制，其会产生内源性大麻素让跑步者感到愉悦，也会对慢跑等有氧运动做出反应。赖希伦和其他人甚至认为，运动有助于人类大脑进一步发育，演化已经把人类变得需要依靠运动才能促进大脑正常发育了。最后，他们还发现在运动的过程中，人体会释放促进神经发育和大脑发育的神经营养分子，众所周知，这些因子能改善记忆，延缓与年龄相关的认知衰退。

人类的新陈代谢引擎也发展出了适应大量运动的机制。人类在某些方面的最大持续功率输出值至少是黑猩猩的 4 倍。这种优势在很大程度上源于人类腿部肌肉的变化，人类的腿部的肌肉率不仅比其他猿类的高了 50%，抗疲劳肌纤维的比例也更大。人类体内还有更多的红细胞，可以为正在工作的肌肉源源不断补充氧气。在更深的层次上，人类对运动的适应也提升了细胞运行和热量燃烧的效率。一项研究表明，人类已经演化出了更高效的新陈代谢系统，可以为身体不断增加的运动量提供足够的能量，正是这种特性以及其他更加耗能的特征（比如更大的大脑），使得人类与其他猿类在演化的道路上分道扬镳。

所有的迹象都表明，人类得用一种全新的方式来看待自身的生理活动。自从 20 世纪 80 年代斯潘德克斯（Spandex，一种弹性纤维，常用于健身或游泳设备）兴起以来，人类就开始把运动作为减肥的一种方式，或者把它当作一种有益健康的日常行为。不过，运动不是可有可无的，它是必不可少的。减肥反而可能是运动无法带来的后果之一。人类的身体已经演化到每天都需要大量体力运动的状态，因此运动虽然会增加身体的能量消耗，但更重要的是它使身体的运行状态更好。还有很多研究都表明，体力活动对每天的能量消耗几乎没有影响（哈扎人每天消耗的卡路里与久坐不动的西方人相同），这也是运动减肥效果不佳的一个原因。相反，运动可以调控身体消耗能量的方式，同时也可以协调维持生命所必需的任务。

运动更健康

研究表明，肌肉运动时可以向体内释放数百个信号分子。对于这些分子的生理作用，人类只有些初步了解。耐力运动可以减少慢性炎症，而慢性炎症是引发心血管疾病的重要危险因素。运动可以降低类固醇激素——睾酮、雌酮和皮质酮在静息状态下的水平，这有助于解释为什么经常运动的成年人，生殖系统发生癌变的概率相对较低。经常运动有助于降低在清晨时分的皮质醇水平，增强人体对胰岛素的敏感性，有助于将葡萄糖输送到肌肉中以肌糖原形式储存起来，而不是变成脂肪。经常运动可以提高免疫系统的敏感性，避免感染，尤其是当人类年老以后。要记住，即使是轻微的活动，比如从坐着改为站立，也会使肌肉产生相关的酶，从而清除体内的自由基，保护细胞免受损失。

　　难怪像哈扎人这样的人群不会患上心脏病、糖尿病或其他困扰工业化国家的疾病。不过，我们并不需要模仿他们，或追随那些跑马拉松的人，从而感受演化给我们身体带来的好处。从哈扎人、提曼尼园艺家或其他群体那里能学到的是，运动量比运动强度更重要。他们从早到晚几乎都站立着，每天需要进行两个多小时的体力活动，其中大部分都是步行。同他们不同，我们可以不开车，选择步行或骑自行车、爬楼梯等方式，或者找到能够让我们的屁股远离板凳的工作方式和娱乐方式，以此模拟他们的生活方式。一项针对英国格拉斯哥市邮政工人的研究，向我们展示了增加运动量的结果。这些邮政从业人员（包括男性和女性），全天都在忙着处理邮件。他们每天步行超过15000步，每天站立的时间也超过了7小时（这些数字与我们在哈扎人身上看到的相似），因而他们有着最健康的心血管系统，并且几乎没有代谢系统疾病。

如果身处其中，我们或许还可以从哈扎人的社群中学到其他经验。除了大量的运动和全食物膳食结构，这些部落几乎一直处在良好的环境中，当然还有一直相伴的友情和家庭。对他们而言，平等就是规则，贫富差距也很小。我们不知道这些因素是否对健康会产生影响，但我们知道，如果个体长期处于压力下（特别是在发达国家），会导致肥胖和疾病的发生。

与对抗演化相比，养成良好的生活习惯，使身体时常处于运动状态或许更容易做到。在演化出人类的近2000万年中，运动是必不可少的，也是丰富多彩的。但是现在，作为环境的主人，在设计现代世界的生活方式时，我们又给深藏在内心的猿类找了太多借口：常吃快餐，沉溺于电视剧，在办公桌前坐上几个小时，在社交媒体上"相互梳理"……

当我们在猿类身上看到自己的影子时，我们会被深深地吸引。但是，当我们的身上透视出它们的影子时，我们或许应该反思，除了外表，我们身体运行的方式也已经发生了翻天覆地的变化，再像猿类一样懒惰，人类还能继续健康生存下去吗？

长寿基因：是福还是祸？

希瑟·普林格尔（Heather Pringle）

郑奕宸　译

一个星期天的早晨，在秘鲁首都利马一处破败而危险的居民区，一辆载着十来具尸体、没有标志的白色大卡车，在秘鲁国家神经科学院门前停了下来。一大群穿着考究的研究人员和政府公务员，正坐在大楼里不大的等候区中，目不转睛地盯着这一切。在驾驶员走下卡车的同时，一名助手开始急匆匆地找来担架。几分钟后，两名男子推着第一具尸体进了科学院的医学成像室。来自美国南加利福尼亚大学的生物学家凯莱布·芬奇一直在旁注视，他为这一刻已经等了好几个月。这位高高瘦瘦、头发斑白，长着"时间老人"似的胡子的科学家，已经70多岁了，他将自己的职业生涯全部奉献给了关于人类衰老的研究。

和其他灵长类动物相比，人类异常长寿。比如，和人类关系最近的现存物种黑猩猩，出生时的平均预期寿命只有大约13岁，而美国2009年出生的婴儿的预期寿命则达到78.5岁。芬奇来到利马，就是想通过探索遥远的过去，找出其中的奥秘。

卡车中的尸体既有男人的，也有女人和小孩子的——1800年前，他们在这片平原海岸死去，远早于这片土地被西班牙人征服之前。这些尸体由于被满是尘土的衣物包裹着，葬在干燥的沙冢里，自然地木乃伊化了，所以完好地保存至今。在他们身上，藏着能解开人类寿命之谜的重要线索。作为现代医学诞生之前那个古老时代的使者，这些木乃伊将成为科学家研究衰老的重要材料。

很多研究人员都将人类的超长寿命归功于疫苗、抗生素的发明，以及高效的城市卫生系统和全年不间断供应的、新鲜且营养丰富的蔬菜与水果。大量人口统计数据也表明，过去200年间，这些因素大大延长了人类的寿命。但芬奇认为，以上因素虽然重要，却只是人类长寿之谜中的一环而已。他从体质人类学、灵长动物学、遗传学以及医学等诸多学科中收集数据，提出了一项富有争议的新假说：人类衰老减缓、寿命延长的趋势早就开始了，因为人类的祖先进化出了一套能对抗古代环境中各种病原体和有害物质的防御系统。

如果芬奇是正确的，那么未来关于传染病、宿主防御、老年人慢性疾病之间复杂关系的研究，很可能会颠覆科学家对衰老的认识，并找到应对老龄化的办法。

寿命的进化

一项针对现代狩猎民族的研究显示，现代医学和丰富的食品供应并非人类长寿的唯一原因。1985 年，美国加利福尼亚大学洛杉矶分校的一名人类学家尼古拉斯·布勒顿 - 琼斯开着路虎穿过坦桑尼亚埃亚西湖盆地的一片人迹罕至的丛林，他和助手古多·玛西亚一同前往哈扎人与世隔绝的部落。哈扎是一个以狩猎和采集为生的部落，和祖先一样，他们狩猎狒狒和角马，采食富含淀粉的块根，雨季时则从非洲蜜蜂的巢穴中采集蜂蜜。

两位研究人员遍访当地每一个帐篷，收集每个家庭成员的姓名、年龄等基础人口统计数据。在接下来的 15 年间，他们又6 次更新这些统计数据，记下了所有死亡人口的姓名和死因。另外，布勒顿 - 琼斯还从另外两名研究人员那里获得了一些关于哈扎人更早期的统计数据。

和我们的远古祖先一样，哈扎人生活在一个充满病菌和寄生虫的自然环境中。他们没有自来水、下水道系统，在离帐篷20 米外的一个区域排便，也不懂医疗。但布勒顿 - 琼斯和玛西亚发现，哈扎人的寿命远比黑猩猩要长。

哈扎人出生时的预期寿命是 32.7 岁，如果他们能活到成年，则其剩余预期寿命约为 40 年，比成年黑猩猩长约 3 倍。有一些哈扎人的长老甚至能活到 80 多岁。显然，他们较长的寿命与医学和技术的进步几乎没有关系。

哈扎人并非个例。2007 年，美国加利福尼亚大学圣芭芭拉分校的迈克尔·格尔温和新墨西哥大学的希拉德·卡普兰，分析了有人口统计资料可供研究的全部 5 个现代狩猎部落。数据显示，细菌感染致死占全部死亡原因的 72%，并且这些部落的死亡率曲线呈"J"形——儿童死亡率达 30%，青年人死亡率低，40 岁以后呈指数上升。接下来，格尔温和卡普兰将这些曲线与野生及圈养黑猩猩的数据进行比较：与现代狩猎部落的人类相比，黑猩猩至少早 10 年进入死亡率快速上升的老年期。格尔温和卡普兰在论文中总结认为，"显然，黑猩猩比人类衰老得快，并且更早死去，就算在受保护的圈养环境里也一样"。

人类的寿命到底是在什么时候开始延长的呢？

为了获得线索，美国中央密歇根大学的人类学家雷切尔·卡斯帕里和加利福尼亚大学河滨分校的李尚禧研究了 768 具古人类遗骸，这些遗骸分属 4 种古人类群体，时间跨度达数百万年。通过检测牙齿磨损的程度（由于咀嚼导致磨损的速度是恒定的，故可用于推定年龄），他们估算出了在每种古人类群体中，15 岁左右的青年和 30 岁左右的中年的人数比例。

他们的研究表明，仅在漫长的史前时代的后期，寿命超过

30岁才开始变得普遍。440万年前出现在非洲的南方古猿，其遗骸显示大多数都在30岁前死去了，30岁左右与15岁左右的数量比只有0.12。与此相对，1万年前到4.4万年前生活在欧洲的智人通常可以活到30岁以上，30岁左右与15岁左右的数量比达到了2.08。

但是，计算早期智人种群的平均寿命相当困难。在那个时代，诸如出生记录、死亡记录的人口统计数据基本不存在。芬奇和同事艾琳·克里明斯能够分析的最早的完整统计数据来自1751年的瑞典。在那之后数十年，现代医学和卫生系统才开始出现。

研究表明，这些18世纪中叶的瑞典人的平均寿命约为35岁，但如果逃过细菌感染和天花等传染病的威胁，顺利地活过儿童期并活到20岁后，则有望再活40年。

这些发现令芬奇十分不解。这些18世纪的瑞典人定居在人口密集的大型村庄、城镇和城市中，面临的健康威胁比小群迁徙性黑猩猩面临的威胁还要严重。为什么这些瑞典人反倒活得更久呢？答案似乎来自早期人类祖先富含肉类的食谱，以及一些经过进化，可以保护他们免受各类致病物质威胁的基因。

长寿基因

除了睡觉，黑猩猩大部分时间都用于采集美味的无花果和其他果子。为了寻找这些富含果糖的食物，它们需要穿过大片地域，很少在一个地方连续待上两天。它们擅长捕猎红疣猴等小型哺乳动物，但不会主动搜寻这些猎物。它们吃肉不多。在坦桑尼亚专门研究野生黑猩猩的动物学家计算出，在黑猩猩一年的食谱中，肉类所占比例不到 5%，而在乌干达的一项研究数据中，动物脂肪含量只占黑猩猩食物总量的 2.5%。

芬奇说，最早的人科成员的食谱很可能也是以植物为主。但在 250 万 ~340 万年前的某一时期，人类的祖先开始摄取新的动物蛋白类食物，这非常重要。埃塞俄比亚的几处遗址显示，当时的人类已经开始利用简单的石器屠宰羚羊等大型有蹄类动物了，他们砸碎骨头取食富含脂肪的骨髓；将肉从骨头上剥离下来，并在腿骨和肋骨上留下了切痕。大约 180 万年前（或是更早），人类开始主动捕猎大型野兽，并将整具动物尸体带回营地。

富含蛋白质的新食物很可能促进了人类大脑的发育，但也增加了被食物中病原体感染的风险。芬奇推测，这种风险促使人类的祖先产生了适应机制，以便能在病原体的侵袭下活下来，并活得更久。

随着吃肉越来越多，人类的祖先接触到病菌的机会也越来越多。早期人类食用死亡动物的腐尸，并食用生肉和内脏，这增加了他们摄入传染性病菌的可能性。

另外，当人们捕猎凶猛的大型动物时，很可能会受伤，而这些伤口会引发要命的感染。

大约 100 万年前，人类开始食用熟食，但也同时给他们带来了危险——每天接触木头燃烧产生的烟雾，会让人吸入大量有毒物质和烟尘颗粒。另外，肉类经过烧烤，味道更好，也更容易消化，但也会产生被称为"晚期糖基化终末产物"的化学物质，这会导致糖尿病等疾病的发生。

此后，大约 1.15 万年前，人类的祖先进入了农牧业时代，这导致了新的危险——每天接触养殖的牛、羊、猪、鸡等动物，增加了人类从动物那里感染细菌或病毒的风险。当人类永久定居在一个地方后，人类和家畜产生的污水会污染当地水源，使致病细菌大量繁殖。

就算面对如此多的健康风险，1751 年的瑞典人仍然比黑猩猩活得久。

为了找到人类长寿的原因，芬奇开始研究关于人类和黑猩猩基因组的学术文献。其他学者此前发表的研究表明，人类和黑猩猩的基因组大约有 99% 是相同的。但当时在西班牙费利佩王子研究中心的生物学家埃尔南·多帕索和同事注意到，在人类独有的 1% 的基因中，有特别多的基因经历了正向选择（指物种受外界环境的影响，进行基因的自我调节和转变，淘汰不适应环境的基因，产生可有效适应环境的基因），并在宿主防御和免疫，特别是一个叫作炎症反应的部分中起到重要作用。正向选择使那些对人类生存和繁殖有利的基因，在种群中越来越普遍，并在 DNA

序列中留下一个独特的"印记"。

多帕索的发现让芬奇的猜想有了新的依据。芬奇想，也许是自然选择让人类拥有了一个更好的免疫系统，来抵抗由于肉食增加所带来的细菌等各种健康威胁，因而延长了人类的寿命。

在与试图侵犯人类的细菌、病毒和其他微生物对抗的战争中，人类的宿主防御系统拥有两大"武器"——先天性免疫系统和适应性免疫系统。先天性免疫系统是第一道防线。它在受到攻击或者伤害后立刻反应，试图消灭病菌并修复受损组织，对于任何"入侵者"都采取基本一样的对策。而适应性免疫系统则不同，它启动比较慢，针对不同病菌采取不同的应对方式。通过这种方法，它可以建立一种免疫记忆，为人类提供对抗某种"入侵者"的终身保护。

炎症反应是先天性免疫系统启动的表现。当组织受到微生物或毒素侵袭，或遭遇创伤时，就会出现炎症反应。芬奇指出，医生们早就注意到了炎症反应。大约 2000 年前，古罗马的学者就在书中描述了炎症反应的 4 种重要标志：发热、发红、肿胀和疼痛。

芬奇解释说，发热来自人类细胞中的"能量工厂"——线粒体，它们将能量以热量形式散发，这是一种消毒机制。很多细菌在温度超过 40℃时就无法复制、繁殖。而肿胀则是受损细胞释放物质，让血细胞把液体渗漏到周围组织的结果，以将受伤区域与周围的健康组织隔离开来。

芬奇开始检测那些与宿主防御相关的、人类特有的基因变化。他很快注意到载脂蛋白E（ApoE）的基因变化。这个基因对脂质的运输和代谢、大脑的发育和免疫系统的运行都有重要作用。在人体中，它主要有3种等位基因变异体（ApoE2、ApoE3、ApoE4），其中ApoE4基因和ApoE3基因最为常见。

ApoE4基因的DNA序列和黑猩猩的很接近，这意味着，ApoE4基因很可能出现在200万年前，是最早影响人类寿命的一种ApoE。

与黑猩猩的ApoE相比，ApoE4基因在几个重要的氨基酸位点上有所不同，这也大大提升了炎症反应的速度。ApoE4基因还可以促进白细胞介素–6（导致体温升高）和肿瘤坏死因子α（引起发热，阻止病毒复制）等蛋白质的合成。因为拥有了如此强大的防御系统，早期人类中的儿童吃到或碰到有害微生物时，会比黑猩猩更容易渡过难关。

另外，拥有ApoE4基因的早期人类，很可能还获得了另一个至关重要的好处——ApoE4基因能促进肠道对脂质的吸收和体内脂肪的有效囤积。当猎物稀少、狩猎困难时，拥有ApoE4基因的早期人类可以利用储存的脂肪增加生存的机会。

就算在现在，拥有ApoE4基因的儿童也比没有这类蛋白的儿童更有生存优势。一项针对巴西棚户区贫困家庭青少年的研究发现，与没有 ApoE4 基因的人相比，ApoE4 基因携带者在蓝氏贾第鞭毛虫导致的腹泻疾病中死亡的概率比较低。另外，ApoE4 基因携带者在认知测试中得分也更高，这很可能是因为他们吸收胆固醇（大脑神经元发育的必需物质）的能力更强。"我们认为这种蛋白的出现能让人们更好地适应环境。"芬奇评论说。

长寿的代价

总体来说，ApoE4 基因似乎是解开人类长寿之谜的一个重要环节。讽刺的是，这个令我们活得更长的等位基因变异体，却在我们的晚年"背叛"了我们。当越来越多的人类祖先能存活到中老年之后，它的负面作用就显现了出来。现在，在利马，芬奇和一个由心脏病学家、放射医学专家、生物学家和人类学家组成的国际团队，正在研究古代成人木乃伊的心血管组织，以寻找这些副作用的痕迹。

在这间位于利马的成像室里，芬奇站在技术人员的电脑前，注视着扫描的结果。屏幕上显示的是刚从卡车上搬下来的一具木乃伊的 CT 扫描结果，图像很清楚。美国长滩纪念医学中心的格里高利·托马斯和密苏里大学医学院堪萨斯市分院的兰德尔·C.汤普森，这两名心脏病学家也一起注视着屏幕上那经过上千年风化脱水，变得奇形怪状的解剖学样本。技术人员不断移动画面位置，渐渐地，托马斯和汤普森找到了保存完好的软组织与蜿蜒的主动脉。大家都很明显地松了口气。

接下来，他们又马不停蹄地开始重点扫描这些动脉，并从屏幕上找到了白色厚实的小斑块，那是动脉粥样硬化（心肌梗死和中风的主要原因）后期的钙化斑。很明显，这具木乃伊的主人患有动脉粥样硬化。

心脏病学家一直认为，动脉粥样硬化是一种源于现代文明的疾病。当代人的一些不良生活习惯，如吸烟、缺乏运动、卡路里摄入过多以及体重增加等，都会增加动脉粥样硬化的风险。另外，有几项新研究指出，在逐渐富裕起来、生活方式越来越西化的发展中国家，动脉粥样硬化的发病率明显增加。2010年，托马斯和同事决定，通过用CT扫描检查古代人类木乃伊的动脉，来验证"动脉粥样硬化是现代富贵病"这一假说。

在埃及，托马斯的研究团队检查了2500~3500年前的52具木乃伊。埃及国家研究中心的人类学家穆罕默德·托哈米·索利曼根据牙齿和骨架发育情况推断每个个体的死亡年龄。医学团队通过仔细观察扫描结果，最终在约85%的木乃伊中找到了心血管组织。

令他们惊奇的是，这其中有45%肯定或者极可能患有动脉粥样硬化——很明显，这群古人曾受到这一疾病的威胁。"我们也很震惊，有那么多年轻的古埃及人也患有动脉粥样硬化。"美国的放射医学专家、研究团队成员詹姆斯·萨瑟兰说："他们的平均死亡年龄大约是 40 岁。"

2011 年春天，托马斯和同事的论文被《美国心脏病学会杂志》刊登之后，芬奇立刻联系了他们，为动脉粥样硬化的高发病率提出了一个新的解释。芬奇注意到，古埃及人的生活环境中，充满了瘟疫和各种感染。此前的研究表明，大量古埃及人暴露于各种传染病中，包括疟疾、肺结核和血吸虫病（一种因受污染水中的微型寄生虫导致的疾病）。这些人中的 ApoE4 基因携带者，由于免疫系统更强，更容易在儿童期战胜感染活下来。

但在这群人活下来之后，他们持续发生由病菌导致的慢性炎症或重度炎症。研究人员认为，这将导致他们患上致命的老年疾病，包括动脉粥样硬化和阿尔茨海默病。事实上，动脉粥样硬化的标志——动脉斑块沉积，似乎就是在炎症以及血管壁伤口的愈合过程中发生的。芬奇说："把阿尔茨海默病的老年斑，说成和动脉上的斑块一样的一种疤痕，也许有一点牵强，但两者的成分确实很接近。"

托马斯和同事邀请芬奇加入他们的团队。托马斯和芬奇打算一起继续收集数据，对多个不同文明的古代木乃伊进行心血管组织检查。第一项研究中的古埃及人很可能来自富裕的上层阶级，因为他们有钱让自己死后变成木乃伊，而这样的人可能不会锻炼，并且经常食用卡路里较高的食品。因此研究团队决定，将研究扩展到其他不同的文明。

他们分析了美国犹他州古普韦布洛人和阿拉斯加州阿留申人的木乃伊。此外，他们还分析了秘鲁海岸木乃伊的扫描结果，这些古人生活在公元前1500年，那时西班牙人还没有到达。

研究团队把研究结果发表在《柳叶刀》杂志上。在检查过的137具木乃伊中，其中34%肯定或者很可能患有动脉粥样硬化。重要的是，这些扫描结果表明，这一疾病在4个不同的古代人群中都存在，包括阿留申人，他们主要以水产品为食物。

这些研究结果，向动脉粥样硬化是一种现代疾病的说法提出了挑战，并给出了另一种解释——在现代文明出现之前，严重的慢性感染和炎症就已经导致了动脉粥样硬化。

芬奇说，ApoE4基因虽然强化了人类的炎症反应，增加了人类活到性成熟时期的机会，但也让人类付出了昂贵的代价，只是付出代价的时间被延迟了，那就是人类容易患上心肌梗死、中风、阿尔茨海默病以及其他老年慢性病。事实上，这种基因在生命的早期能够为机体带来益处，而在晚期却会要求机体付出代价。

改良免疫系统

研究还发现了另一种与人类的寿命相关的基因。大约20万年前，也就是智人在非洲出现的时候，另一个重要的ApoE的等位基因变异体出现了。这个ApoE3基因对40~70岁的中老年人健康有益，能减缓衰老过程。

　　数据显示，约有 60%~90% 的人都拥有这个基因。芬奇指出，ApoE3 基因携带者和人类的祖先相比，炎症反应没有那么猛烈。另外，他们似乎更适应高蛋白、高脂肪的食谱。总体来说，ApoE3 基因携带者的血液中，胆固醇含量较低，也更少患冠心病、认知衰退、阿尔茨海默病等老年疾病。事实上，携带 ApoE3 基因的个体和携带 ApoE4 基因的祖辈相比，预期寿命要长 6 年。芬奇认为，"ApoE3 基因可能是促使寿命延长的另一个因素"。

　　但是，ApoE 并非与人类寿命进化相关的唯一因素。美国加利福尼亚大学圣迭戈分校的医学教授阿吉特·瓦尔基和同事，正在研究其他几种也能让人类更容易存活并长寿的因素。瓦尔基的研究重点是识别唾液酸的免疫球蛋白超家族凝集素（Siglec），一种在宿主防御系统中起关键作用的基因。这些凝集素能合成一种跨膜蛋白（这种蛋白的结构在细胞膜内外都有），起到"哨兵"的作用。瓦尔基解释说，它们的作用在于"分清敌友"。这并不容易。为了欺瞒这些"哨兵"，传染性病菌会进化出伪装技能，携带一些可让"哨兵"误认为病菌是"自己人"的蛋白质。

　　2012 年，瓦尔基团队在《美国国家科学院院刊》上发表了一篇论文，分析了在 Siglec 中发现的两个重要变化。这两个重要变化发生在 10 万 ~20 万年前，其增强了人类战胜病菌的能力。其中一个变化是在灵长类祖先中产生了 Siglec-17，不过，这个基因没有实际功能；另一个变化则是将 Siglec-13 从灵长类祖先中删除了。为了更好地理解这些变化，瓦尔基团队在实验室中重建了 Siglec-13 和 Siglec-17 编码的蛋白质。他们发现，这两种蛋白质都会被无乳链球菌和大肠杆菌利用，而这两种病菌能在婴儿中导致致命性感染。所以，当自然选择剔除了这些易被"攻克"的基因后，人类婴儿的存活率就上升了。

这些发现为"免疫系统的发展在人类寿命延长中起到重要作用"的假说提供了新的支持。"人类的免疫系统经历了很多次变化。"瓦尔基说。当遗传学家和生物学家还在研究人类基因组中特有的部分时，很多科学家已经在寻找那些为人类长寿做出贡献的基因和遗传变化了。

新发现让一些科学家开始停下来认真思考。长久以来，公共卫生系统警告人们，晚间缺乏运动和高卡路里饮食等生活方式，是动脉粥样硬化、心肌梗死和中风高发的主要原因。但是新的研究——特别是关于古代木乃伊的研究表明，事实并非如此简单。人类的基因以及过度警惕的免疫系统，可能也是造成这些疾病的原因。"也就是说，由于进化问题，人类对动脉粥样硬化这种疾病的控制能力，远低于预期，"心脏病学家汤普森说，"我们需要调整一下思路，也许研究人员应该把重点放在那些尚不为人知的致病因素上。"

这些新发现还引出了关于人类寿命的终极问题——人类是否

能够或应该进化得越来越长寿？一些科学家预测，在预期寿命本身就较高的国家，2000 年后出生的婴儿将活到 100 岁。但芬奇私下里表示怀疑。他说，目前人类的肥胖倾向以及气候变化导致的环境恶化，可能对人类寿命产生严重的负面影响，阻止人类长寿基因发生进化。

"我觉得应该对此抱谨慎的态度，"芬奇说，"我想，时间会证明一切。"

关于衰老的新视野

托马斯·弗拉特（Thomas Flatt）
琳达·帕特里奇（Linda Partridge）
王　瑜　译

现代人类的预期寿命正变得越来越长。相比于人类的远祖——那时候的人和大猩猩的祖先刚刚在演化上区别开来，经过30000余代的代际传衍，现代人的寿命已经延长了一倍有余。在过去的大约200年中，人类的寿命以平均每70年增加约2.5年的速度增长。这要归功于人类生活环境的变化，如饮食、卫生条件和居住环境的改善；疫苗、抗生素的发明以及各年龄段医疗条件的改善。因此，现在大多数人的年纪，已经远远超过了古代人的死亡年龄。也正是由于各项条件的改善，自然选择无法在老年群体中维持其适应性作用。可以推测，随着年龄的增长，高龄已成为各种功能丧失的主要风险因素，也是包括癌症、心血管疾病和阿尔茨海默病在内的高度普遍的慢性和致命性疾病的主要风险因素。因此，健康预期寿命的增加不如总体预期寿命的增加那么多，并且在死亡来临前有一段越来越长的晚年发病率上升期。

现代人类的生活环境，与人类起源之初和演化进程中所面临的环境已是大相径庭。层层保护使得现代人类免受天敌、疾病和恶劣自然环境的影响。同时，现代人类也不再需要四处觅食以填饱肚子。然而，高热量食物的摄入以及运动量的减少，正是导致代谢性疾病高发的重要原因之一，其中尤以老年心血管疾病患者所受的影响最为巨大。从某种意义上来讲，现代人类的生活与实验室中饲养的模型生物似乎并无二致，这些生物也生活在没有天敌，食物充足且缺乏运动的环境中。

人口老龄化已经成为全球社会的一大挑战。老年人也正是健康问题最为突出的人群。出生率的下降，叠加一些国家婴儿潮一代的人口激增以及平均预期寿命的延长，正在增加社会依赖人口与独立人口的比例，从而引发了重大的经济和社会问题。目前的人口统计数据表明，在经济形势良好的国家，人类的预期寿命有望继续增加，而且尚不清楚人类寿命何时会达到极限。因此，增加健康预期寿命，找到减缓甚至降低老年性疾病发病率的方法迫在眉睫。有趣的是，人们发现，在百岁老人这个群体中，他们却往往具有较短的失能、带病生存期。因而从这个角度来看，原则上，将老年人的带病生存期限制在生命的最后阶段，或许并非是天方夜谭。接下来，本文将着重从演化生物学的角度，对衰老这一课题进行探讨和思考。我们相信，从这个角度得出的知识，将有助于人类尽快找到解决衰老问题的方法。

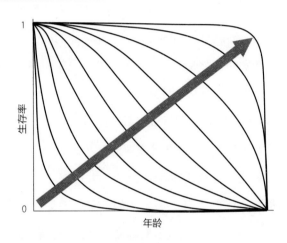

生存曲线的矩形化

根据年龄 - 生存率绘制的生存曲线存在多种可能形式，每种曲线都有不同程度的矩形化程度（如沿箭头方向，矩形化程度增加）。矩形化程度的增加，意味着存活到极高年龄的概率高且恒定，与此同时，老年带病生存期则被压缩到生命末期很短的时间内。

为什么会发生衰老

衰老，或称老化，在人口统计学上的特征是随着年龄的增长，死亡率增加，繁殖成功率下降。衰老的这些影响以及其他类型的与年龄相关的功能丧失，在良性环境中已经得到了广泛的记录。衰老在良性环境中表现得最为明显，因为在野外，许多物种的个体在整个生命周期中很难被完全追踪，而且与年龄无关的高死亡率（由于天敌、疾病、食物短缺等原因）可能会掩盖成年存活率和繁殖能力随年龄下降的内在趋势。自然界中衰老现象的发生为人类提出了一个进化难题：为什么这样一个有害的、不适应的过程会进化出来？这个难题因为衰老显然既不是不可避免的也不是普遍存在的这一事实而变得更加复杂。而且，人们还注意到，生殖细胞和几种生物体并不会出现个体衰老的迹象。

发表于 20 世纪 30 年代间的一系列开拓性的研究，让困扰人类已久的、最基本的衰老问题得到了有效的解答。费舍尔和霍尔丹首次意识到自然选择主要通过作用于年轻个体而非老年个体的生存和繁殖，从而影响衰老的演化。接下来，梅达瓦和威廉姆斯对这一概念进行了进一步的阐释。随后，在 1996 年，汉密尔顿利用数学形式对该理论进行了表述。重要的是，在衡量适应度相对于年龄相关改变的敏感性时，汉密尔顿放弃了费舍尔所谓的

"繁殖价值"理论，继而使用"内在增长率"（也称"马尔萨斯参数"）作为适应度的衡量标准。

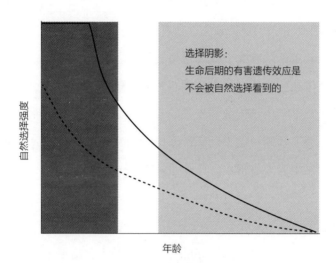

自然选择强度的下降

自然选择强度衡量的是自然选择对生存、繁殖力影响的作用强度。除少数例外，自然选择强度通常会随着年龄的增长而下降。但如果真是这样，那么那些对早期生活适应性没有影响但对晚年生活有害的等位基因，将会在种群内逐渐积累而不受自然选择的影响（突变积累）。同样，对生命早期的有利突变，即便是该突变不利于晚期的适应度，也能被自然选择所偏好，从而在种群中固定下来（拮抗基因多效性）。这些在生命晚期才显现出来的负面效应，由于处于"选择阴影"之中，因而无法被自然选择所移除，从而导致衰老。作用于生存的自然选择强度（实线）仅在达到生育年龄后才开始随年龄下降，但作用于繁殖能力的自然选择强度（虚线）在达到生育年龄前就开始出现变化。

衰老的主要原因是各种外部环境带来的危险，比如疾病、天敌或意外。这也是导致成年个体死亡的主要原因之一，所以随着时间推移，同一批人中活下来的就越来越少。有些基因上的变化在老年时会影响到我们的生存能力，但这些变化在开始的时候并不会立刻让人死亡，因为有些人会先由于"与寿命无关"的因素去世，直到这些基因变化真的影响到生存时才会看出来。

科学家们研究了这个过程，并提出了两种理论。第一种叫"突变积累"，是梅达沃在 1952 年提出的。意思是说，如果年纪越大，自然选择（也就是优胜劣汰）的作用就越小，那么那些只在老年时有害的基因突变就会越来越多，因为自然选择不再能很好地淘汰它们了。就像亨廷顿病，就是一种由基因变化引起的病，通常在 35 岁左右发病，这就是一个"突变积累"的例子。第二种理论叫"拮抗基因多效性"，是梅达沃和威廉姆斯一起提出的。这种理论说的是基因突变在生命的不同阶段有不同效果，有些基因变化在生命早期对人类是有好处的，但到老年时可能就不好了。但因为自然选择在人类的老年阶段作用变弱了，所以即使这些基因变化在老年阶段有害，年轻时的好处还是能让它们留下来。比如细胞衰老，就是细胞不再正常分裂了，这可以看作是"拮抗基因多效性"的一个体现。细胞衰老过程对于人类的生长和伤口愈合很重要，它帮助人类的身体修复和重建。细胞衰老对于防治癌症也特别重要，因为它能对抗 DNA 受到的损伤。然而，令人不解的是，在衰老的过程中，衰老的细胞没未被机体的免疫系统有效清除，反而会在身体里逐渐积累，并释放引发炎症的物质，这样一来，它们就成了很多老年病的重要推手。

有个叫"一次性体细胞"的假说，它也是关于"拮抗基因多效性"的一个说法。这个假说认为，我们的身体在修复损伤、保持细胞健康和生育繁殖这三件事上得做个选择，因为能量是有限的。基于此，查尔斯·沃斯提出了关于"突变积累"和"拮抗基因多效性"的数学理论，并把它发展得更完善了。其理论的核心是：若父母与孩子（或体细胞和生殖细胞）间存在显著差异，则衰老现象会自然显现；反之，若差异不显著，则该理论难以成立。

很多实验，特别是用果蝇做的，还有其他一些生物体的实验，都证明了"突变积累"和"拮抗基因多效性"这两个理论的正确性。特别是当我们通过人工选择或者"实验进化"的方法，观察那些杂交的实验室果蝇时，发现它们的寿命和繁殖能力之间存在一种平衡关系，这与"拮抗基因多效性"理论所描述的相一致。在观察那些基因变异的果蝇以及研究自然界中基因多样性的果蝇时，也都发现了这种平衡关系。

"突变积累"的理论也得到了很好的实验数据支持，实验数据的主要来源是针对数量遗传学的研究，不过也有人对它提出了不同的看法。说到人类，我们从医学遗传学和全基因组关联研究那里得到的信息显示，"突变积累"和"拮抗基因多效性"这两种理论可能能够解释一些疾病迟发的原因，也能够解释为什么有些人长寿但身体不一定很好的原因。再来说说"拮抗基因多效性"理论吧，比如 BRCA-1 和 BRCA-2 这两个基因里的突变，它们会让得乳腺癌和卵巢癌的风险变高，但奇怪的是，产生这种基因突变的人反而更容易怀孕生子。不过，因为产生这种基因突变的人真的很少，所以我们现在还不是很清楚它们到底是怎么和"拮抗基因多效性"理论扯上关系的。

经过充分记录，衰老已被证明是一个复杂的过程，涉及不同组织的功能衰退和多种病理因素的累积。威廉姆斯在 1957 年预测，衰老可能是一个遗传上复杂的特征，不同的谱系和分类群可能表现出不同的衰老机制。事实上，衰老速率的自然变化很可能受到多个基因的影响，因为生存和繁殖过程利用了基因组的大部分活性。

改善衰老

根据威廉姆斯的预测，衰老应当是一个普遍的退化过程，单一系统的改变应当不足以导致衰老的出现。然而，当研究人员利用实验动物进行衰老的相关研究时，结果却有些令人惊讶。单一的遗传、环境因素和药物干预，均能显著地影响衰老的进程。更重要的是，某一种特定的药物干预，在多个亲缘关系较远的物种中，也能有效地调控衰老进程。这表明调控衰老的机制，在进化上是保守的。此外，不同物种的衰老进程均体现出了一些相似的特征性标志。例如，基因组不稳定性增加，细胞生命活动和结构的失调，组织功能的丧失等。这些改变首先出现在某些细胞和组织中，继而作用于远端，最后通过紊乱的内环境影响全身。

饮食限制（DR）是实验室中历史最悠久且目前最有效的改善衰老期健康状况和延长寿命的方法。饮食限制通过减少食物摄入量，同时避免营养不良来实现。对于无脊椎动物与脊椎动物来说，多种饮食限制方案已被证明是有效的，这也从侧面提示，调控衰老的机制，在进化上是保守的。在啮齿类动物和恒河猴中，除伤口愈合能力和对某些病毒的抵抗力之外，饮食限制几乎可以改善衰老期的所有健康问题。饮食限制带来的健康改善主要归功于减少特定膳食成分的摄入，尤其是蛋白质，而非总体热量摄入的减少。值得注意的是，给予饮食限制的动物通常在一餐中大量进食，然后开始禁食直至下一餐，但恰恰是这种间歇性禁食方法可能在健康改善中发挥作用。已经有科学家认为，在食物短缺的自然环境中，正是饮食限制让生物进化出应对饥荒的种种机制。

在饮食限制期间，繁殖能力通常会下降，因此，处于食物短缺状态的生物体可能会重新分配营养物质用于体细胞维持"基本运转"，从而度过饥荒期，以便在食物供应恢复时能够更成功地繁殖。然而，这些结论大多是通过实验室的动物实验获得的，当然，人们常常观察到，自然种群中的动物往往在获得充足的食物后，会提高繁殖能力和生存能力。因此，研究人员推测，在自然界中，一定程度的饮食限制可能是常态。

不同物种间的衰老秘密

衰老的经典理论主要适用于相对短寿物种的研究，这些生物往往在性成熟之后，表现出死亡率上升和繁殖能力下降的特征。不过，它们衰老的模式是多种多样的，其中也包括生殖衰老。值得注意的是，尽管衰老现象不可避免，但有一些物种的衰老特征却非常不明显。例如，它们只是随着年龄的增加变得衰弱，却不会出现高龄生物常表现出的那些特征。甚至有一些生物会出现"逆衰老"的现象——它们的生理功能随着年龄"不弱反强"。例如，属于水螅纲的一种淡水水螅，它们的生存率和繁殖能力便不会随着年龄下降。与其类似，许多植物如超过93%的被子植物不会出现任何衰老的特征。有些树种，寿命可达数千年。然而，我们必须清楚地认识到，这些看似不衰老的现象，实际上可能是由于研究对象年龄不够大，因而衰老的表征暂时没有表现出来。例如，最近一项关于乌龟的研究表明，它们的繁殖能力和存活率是会随着年龄增长而逐渐下降的。在这之前，人们曾一度认为它们几乎不会衰老。许多物种如大多数的无脊椎动物和鱼类，在它们停止生长之前就能开始繁殖。巨大的体形既能够提高繁殖能力，也可以保护自身。在这种情况下，由于个体的生殖价值不断增加，自然选择的力量在其成年之后的一段时间内还会继续增强。

有些生物衰老得很慢或者几乎不衰老，比如水螅和海葵以及大部分的高等植物。这些生物的特点是有模块化的身体结构、不确定的生长方式（包括克隆生长），还有因为干细胞活动而拥有的再生能力。通常，这类生物在还没完全长大的时候就开始繁殖了，或者它们可以一直生长下去，没有固定的寿命。例如，有些禾本科植物估计已经存在了 15000 年了。此外，实验室里常用的一些模型生物，它们在小的时候，就把能用来繁殖的细胞也就是生殖系细胞分离出来了。但是，像水螅和高等植物这样的生物就不一样了，它们得等到成年之后，才能确定哪些细胞会变成生殖系细胞。这样的好处是，它们的身体里总有很多具有高度再生能力的细胞。所以说，对于这些生物来说，衰老并不总是让它们越来越不适合生存，自然选择的力量也不一定会随着它们变老而减弱。

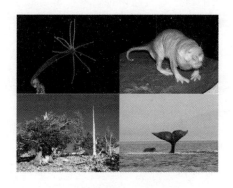

长寿界的杰出代表。
水螅可能永生（左上）；许多植物如狐尾松，可以存活数千年之久（左下）；裸鼹鼠的死亡率不随年龄增长而上升（右上）；北极露脊鲸是最长寿的哺乳动物之一，其寿命可达 211 岁（右下）。

以上这些事实表明，衰老可能并非普遍存在，尽管有些人不认同该观点。生殖细胞可以作为一个经典案例来支持衰老并非普遍存在的观点。生殖细胞可以抵抗衰老。例如，有性生殖可以抵消有害突变的积累。事实上，早在1885年，魏斯曼就曾表示过衰老可能只是一种局限于体细胞的现象。通常来讲，衰老应该仅在有亲子区别的物种中进化，即便是生物依靠无性生殖进行代际繁衍。如果亲本仅通过简单的裂殖或者对称分裂来产生子代，那么亲本和子代之间便不会出现清晰的界限，因而群体中不会出现年龄结构的划分，自然选择因此难以区分它们，衰老自然不会出现。永生，是一个让所有人都为之着迷的词汇。几乎每个人都曾设想过，我们是否可以活得更久，而且是健康地活得更久。然而，最近的一项研究显示，这样的幻想可能有些不切实际。因为人类寿命的上限可能在115岁左右，当然，这项分析还存在争议。

对衰老机制进行研究的主要目的是降低个体在生命末期的发病率，缩短患病时间，减轻疾病严重程度。与此同时，与衰老相关健康状况的改善，不应该带来副作用。然而，根据拮抗基因多效性理论，鉴于遗传因素在生命早期和晚期之间的关系，任何延缓衰老的做法，其代价都是在生命早期带来不利影响。好在，无论是在实验室还是在自然界，人们的研究都表明，寿命的延长并不总是以损耗生殖能力为代价。这或许意味着，生命早期与晚期之间的遗传相关性，也可能被打破。

理想情况下，降低人类晚年发病率，最好是在中年便开始采取干预措施。用他汀类药物和降压药预防心血管疾病，在临床实践中已经是常规操作。许多在衰老过程中扮演重要角色的蛋白质，在与年龄相关疾病的发病机制中也发挥着突出的作用，其中许多已经是上市药物的靶标。因此，是时候开始考虑扩大研究预防性的药理学方法了。例如，改变雷帕霉素的用途，它是 TOR 的抑制剂并且原本长期用于治疗肿瘤或预防器官移植排斥；扩大二甲双胍的使用范围，这种药物目前主要用于治疗糖尿病。在实验动物中，两种药物均已经被证实存在延长寿命的效果。其他的在实验动物中被证实可能有效的方法还包括：移除衰老过程中逐渐积累的衰老细胞；使用年轻动物血液中的因子，改善衰老带来的干细胞功能缺失，或重建大脑神经细胞之间的突触连接，肠道微生物组成向年轻个体的置换等。其中，肠道微生物置换在蓝绿鳉鱼中已经被证实有效。

然而，尽管这些方法大有前景，但是，它们在不产生副作用的情况下，能带来多大程度的健康收益，还需要进行详细研究。此外，在年老的系统中使用这些方法可能还会带来更多意想不到的挑战。例如，去除衰老细胞或恢复干细胞功能在短期内可能是有益的，但在长期内可能导致干细胞衰竭和组织功能障碍。

衰老演化的新观点

关于衰老演变的新观点总结如下：

- 当前对衰老演化的研究提示，衰老可能不是一个单一的程序化进程。正因如此，人们可能会认为衰老难以用实验的手段加以分析或者进行医学干预。然而，进化上保守的、表型可塑性的衰老调节机制的存在，提示我们可以对生理过程进行高度的干预，并且延缓衰老带来的影响。

- 一些物种获得了非凡的寿命——寿命最长的脊椎动物格陵兰鲨鱼，在 150 岁时达到性成熟，其寿命约为 400 年；一种蛤蜊——北极圆蛤，寿命可能长达 500 年。值得注意的是，与体形相似的哺乳动物相比，蝙蝠和鸟类的寿命明显更长。尽管难度很大，但随着研究的进展，人们必将逐渐揭示出这些生物如何得以缓慢衰老以及这些知识是否有助于改善人类晚年的健康状况。

- 一些物种（如水螅）并不会明显衰老。这类生物显然应该得到更多的关注，以加深对其衰老机制的了解。对它们的研究，可以为细胞再生和修复提供关键的科学依据，从而为我们理解寿命的上限提供基础。

财富与健康：隐秘的差距

罗伯特·M. 萨波尔斯基（Robert M. Sapolsky）
朱　机　译

人人生而平等是被大多数人长期珍视的观念。然而在现实的世界，人们的机会和资源可能并不平等。作家阿纳托尔·法朗士在其 1894 年的作品中辛辣地指出："法律，庄严而平等，同样禁止富人在桥洞下睡觉、在大街上乞讨、偷窃面包。"富人当然不必这样，而穷人往往别无选择。在过去几十年里，美国贫富悬殊的现象愈演愈烈。1976 年，美国公民中最富有的 1% 占有全国财产的 9%，而到了 2023 年，他们的财产占比将近 24%。在全世界范围内，这种趋势都在上演。

在美国，穷人数量增加的后果之一是健康状况恶化，从顶层的杰弗里·贝索斯等人开始，社会经济地位阶梯每往下走一层，健康状况随之不断变差。但其中原因也许和你想象的不一样。

社会经济地位不平等与糟糕的健康状况的关联，不单纯是因为穷人或许会接触更多的风险因素，而富人可以接触更多的医疗资源。健康状况的差距只有少部分可以用吸烟、喝酒、依赖快餐等风险因素或保险、健身俱乐部会员等保护因素来解释。此外，这种健康差距梯度在拥有全民医疗保险的国家中依然存在，如果只是医疗保障普及性的原因，那么在医保全覆盖的国家中，应该看不到这种梯度才对。可见，不平等的现象肯定还涉及其他因素——某种会造成健康问题的强大因素。

现在看来，这种因素就是社会经济地位低下造成的社会心理压力。美国加利福尼亚大学旧金山分校的心理学家南希·阿德勒与同事证明，与通过实际收入水平这类客观数值预测健康程度（或患病可能）一样，个人如何排列自己与他人的相对等级，也能做到这一点。研究显示，与贫穷本身相比，感觉自己贫穷与不健康之间的关系更大。英国诺丁汉大学的理查德·威尔金森和约克大学的凯特·皮克特都是流行病学家，他们也发现，贫穷有害健康，但被"富足环绕的贫穷"，或者说是等级差距，从各种标准（婴儿死亡率、整体预期寿命、肥胖症等）来说更为糟糕。如果一再被提醒自己处于贫穷的状态，则对健康非常有害。

总体来说，等级差距越大，整体社会的生活质量越差。这和绝对收入水平的高低关系不大。在世界各地，等级差距与犯罪率成正比。不仅如此，孩子在学校遭到霸凌的比例更高，未成年怀孕的人数会增加，文化普及率也更低。此外，还会出现更多精神问题以及酒精滥用、幸福程度较低、社会流动性变差等问题。在这种社会中，互助性也会变差，因为平等和对等才能滋养友谊，而等级悬殊只能起到反作用。这些严峻的现实或许有助于我们理解一个至关重要的事实：当不平等加剧时，每个人的健康都会遭到损害。

所以，有钱人也会因此受到影响。由于不平等加剧，富人需要花费更多的资源把自己与桥洞下的世界隔离开来。不列颠哥伦比亚大学的经济学家罗伯特·埃文斯把这种现象叫作"财富屏蔽"。他们拿出更多的私有资源花费在封闭式小区、私立学校、瓶装水和昂贵的有机食品上。他们还会拿出很多钱用于支持维护他们地位的政治家。然而，搭建厚厚的壁垒把一切压力挡在外面这件事，本身就是充满压力。

关于社会经济地位和不平等到底如何影响人体健康，研究者已经有了一些不错的进展。在贫富差距加剧的社会中，大家担忧的是贫穷，而我们对贫穷如何影响生理已经有了一定的了解。科学家已经把生理学上的关联从外在的不平等追溯到内在的三个关键领域：慢性炎症、染色体衰老和脑功能减退。

不堪重负

20 世纪 90 年代，科学家对疾病生理学的认识发生了革命性的转变。美国洛克菲勒大学的教授布鲁斯·麦克尤恩提出了"压力适应负荷"的概念。人体不断受到环境的挑战，当我们应对完挑战回到所谓的"内稳态"的基准状态时，我们就恢复了健康。

一般来说，这种观点让科学家把注意力集中到了需要解决特殊挑战的某些特定器官上。然而，生理上的挑战很可能会在全身引发反应。例如，当脚趾受到感染，不只是脚尖出现炎症，全身都会出现变化，其中涉及从腹部脂肪提供的能量到让大脑产生睡意的化学物质。如果这种生理压力持续出现，会导致身体各部位不能以最佳状态运行，最后可能像单个器官出现大问题一样造成健康问题。

根据这一观点，加利福尼亚大学洛杉矶分校的特丽莎·希曼测量了人体内各种指标，包括血压、胆固醇、血脂、身体质量指数、长期高血糖的分子指示水平、应激激素的水平等。她发现，这一组离散的测量指标可以指示人的生理健康状况和死亡率。

希曼等人的近期研究把社会经济地位低下和高压力适应负荷联系在了一起，因为社会经济地位低下的人一直挣扎着试图回到无压力的正常状态。新的发现显示，一个人幼年时期的社会经济地位会留下更强的印记，贯穿其一生。

社会经济地位低下使儿童更容易出现身体"早衰"的倾向。在儿童成长过程中，贫困的环境会加剧社会经济地位低下和压力适应负荷的关联。但是，如果非常幸运，母亲花费了大量时间和精力培育孩子，可以降低疾病的影响。

任何形式的压力都会产生健康影响，不一定和钱有关，不过常常和社会情景有关。我在研究东非稀树草原上自由生活的狒狒时发现，它们身上就表现出了这种效应。在狒狒群体中，个体所处的社会地位或多或少地对它产生了压力。假如你是一只社会地位低的狒狒，你就会处于充满压力的社会情景中，身体也会出现一些不利于健康的异常情况，如皮质醇（应激激素）等糖皮质激素的分泌异常。另外，生殖腺、心血管和免疫系统等也有不利于健康的变化。

在不同的社会等级中，压力都可以通过慢性炎症影响个体健康。没有什么例子比慢性炎症这种双刃剑更适合用来说明问题。组织受伤之后，慢性炎症可以遏制损伤并启动细胞修复功能。然而，广泛的慢性炎症会在全身引起其他损伤。研究显示，慢性炎症是造成从动脉粥样硬化到阿尔茨海默病的多种疾病的罪魁祸首之一。近期的研究成果还显示，长期处于较高的压力水平则会促发慢性炎症。童年时期的贫困经历会上调成年后身体的"促炎设定值"，也就是说会增加慢性炎症相关基因的表达，并提高 C– 反应蛋白等慢性炎症标志物的水平。而 C– 反应蛋白也与心脏病相关。

我们还看到了一些长期影响。金融危机中经济损失越大的美国人，预示着其在接下来的时间里 C– 反应蛋白的水平越高。生活在不平等环境中时，其他灵长类动物也会有易患病的表现。美国杜克大学的董珍妮在猕猴群体中发现，相比同一群体中处于优势等级的个体，等级低的个体体内有更多的慢性炎症生物标记物。这些研究结果都强调了社群压力与糟糕的健康水平之间的直接关联，因为动物群体中并没有所谓生活方式不同的风险因素，不像人类群体，可能常常在挣扎的底层群体中发现抽烟和喝酒比例更高的现象。

剖析不平等

在贫富差距越来越悬殊的社会中，社会压力和心理压力会越来越大。大量研究表明，这些压力会以一系列有害健康的方式侵蚀人体，进而影响我们的大脑、免疫系统和 DNA。让我们看一下，这些压力究竟给人体带来或造成哪些影响？

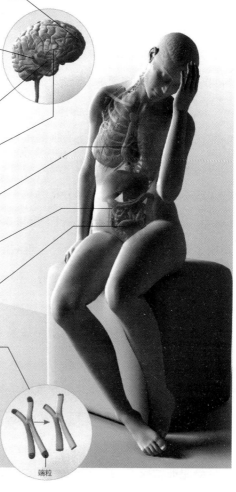

前额皮层
对于做好计划和制定决策非常关键，压力带来的应激激素会损害这一区域。

海马体
这个区域的神经活动对于学习和记忆来说十分关键，压力会使该区域的神经活动减弱、体积萎缩。

杏仁核
恐惧和焦虑的传导通道，使该区域神经活动增加。

中脑边缘多巴胺系统
此处神经元的信号对于奖赏、期望和动机至关重要，但是如果受到应激干扰，抑郁和成瘾的风险会升高。

循环系统
压力也会导致血压上升，使动脉粥样硬化和脑卒中的风险加大。

代谢
压力会使全身细胞对胰岛素的应答减弱，腹部脂肪增加，导致糖尿病。

生殖器官
压力过大时，生殖器官会出现异常，影响生育能力。

染色体
染色体末端的分子盖帽被称为"端粒"，起着维持 DNA 稳定的作用。当人们在社会环境中承受压力时，端粒会缩短，使得染色体易损、不稳定，造成分子层面的早衰。

端粒

失控的端粒

在讨论社会经济地位与健康梯度如何影响人体健康时，我们还有另外一套非常敏感的衰老测量方法，即测量染色体末端一段名叫端粒的 DNA 序列。

端粒的作用是帮助染色体保持稳定，分子生物学家喜欢把端粒比作鞋带两头用来防止磨损的塑料胶套。细胞分裂时，染色体每复制一次，端粒就缩短一点。当端粒变得非常短时，细胞就会无法再次分裂，失去大部分正常功能。端粒酶可以用于给端粒 DNA "加尾"，修复末端。一个细胞的端粒状态如何很大程度上说明了这个细胞的生理 "年龄"，而缩短的端粒造成的染色体易损、不稳定，意味着分子层面上的磨损和消耗。

2004 年，加利福尼亚大学旧金山分校的健康心理学家艾莉莎·艾佩尔和索尔克研究所的伊丽莎白·布莱克本把端粒生物学与压力／应激生理学联系了起来。布莱克本曾因为在端粒领域的开创性研究获得过诺贝尔生理学或医学奖。她们开展的一项研究分析了 39 位每天生活在严重应激状态下的女性：她们都需要长期看护患病的孩子。

结果非常惊人，在这些女性的白细胞里，端粒缩短、端粒酶活性降低、蛋白质和酶的氧化损伤升高（氧化会让端粒酶无法起作用）。而且，孩子的患病时间越长，这些女性自述的压力越大，她们的端粒越短，甚至在研究者把饮食、吸烟等有可能干扰结果的因素做了校正之后仍发现有这样的相关性。正常情况下，人的端粒以一个大致恒定的速率缩短，而计算结果显示，这些女性的端粒要比处于低压力群体中的同龄人差不多老 10 岁，有的还不止。

随后，有一大批研究结果支持了这项发现，包括重度抑郁、创伤后应激障碍、经历种族歧视等各种应激源都会加速端粒萎缩。毫无意外，童年时期的社会经济地位较低预示着成年期的端粒较短。周边环境风气差、目睹或经历暴力、家庭不稳定以及贫穷的其他一些特征，与端粒萎缩也有关联。如果幼年时经历贫困，人到中年时的端粒很可能要比那些童年富足的人衰老 10 岁左右。

因此，从整个人体系统的宏观层面到单个染色体的微观层面，不平等都更有可能对人体造成损耗。端粒长度的研究和比较压力适应负荷的研究一样，大多数是拿社会经济地位高低做对比的，有研究检查了整个社会经济地位阶梯从上到下的变化，而每下行一步都更有可能增加这些标志衰老的生物学标记。

世界各国及美国各州的健康现状

全世界范围内，随着一个社会中的收入差距越来越悬殊，健康和社会问题也在增多。流行病学家理查德·威尔金森和凯特·皮克特在他们的著作《公平之怒》中展示了其中的关联。他们以联合国的"20∶20"经济衡量方式给各国排序，即总人口中最顶层20%人群比最底层20%人群富裕多少？鸿沟越大，由预期寿命、婴儿死亡率、精神卫生问题、肥胖症等问题组成的综合指数就会变得越糟。而这些国家的平均收入并不能解释这一趋势。在美国各州，研究人员发现了类似的效应。他们以美国人口调查局的衡量标准"基尼系数"给各州排序，这个系数比较的是人口中所有成员而非特定群体的收入状况。结果同样发现，健康糟糕的趋势与不平等程度紧密相关，并且不能用一个州的平均收入来解释这一现象。

大脑也受损

　　根据关于神经生物学的研究结果，如果一个人处于社会经济地位等级的下层，那么其大脑和行为也会改变。我的实验室已花了20多年的时间，试图研究持续的压力对啮齿类、猴子和人类大脑的影响。除了我的实验室，其他实验室也有相关发现。海马体（负责学习和记忆的关键脑区）是一个非常重要的受影响区域，持续应激会通过降低海马体的兴奋性、减少神经元之间的连接，抑制新神经元的产生，从而对记忆造成损伤。在另一个脑区——杏仁核，应激和糖皮质激素会加强该区域主管的两种反应：恐惧和焦虑。与对海马体造成的影响相反，在促发恐惧的脑区，它们会增强神经兴奋性并扩大神经元之间的连接。综合以上研究结果，我们可以理解为什么创伤后应激障碍的患者海马体萎缩而杏仁核扩大了。还有一个受影响的脑区是中脑边缘多巴胺系统，它对于奖赏、期望和动机非常重要。如果这个系统受到慢性应激的干扰，抑郁和成瘾的风险会升高。

糖皮质激素的狂轰滥炸还会影响前额皮层（PFC），这个脑区对于长期计划、执行功能和控制冲动非常关键。社会压力和糖皮质激素增高在前额皮层会造成神经元连接减弱，加大神经元之间传送信息的难度。

前额皮层受到这样的损害会产生什么后果？冲动地做出糟糕的决策。如果要在一个即刻就能得到的奖励和一个需要等待很长时间才能获得的更大的奖励之间做出选择，那么等待的时间越长，希望获得更大奖励的动力也就更弱。这就是所谓的"时间折扣率"。

通常，我们的前额皮层善于抵御这种短视的倾向。但是，压力会加大时间折扣率。积累的压力越大，在需要延迟满足的实验中前额皮层的活跃度越低。对身处底层的人而言，不够活跃的前额皮层使大脑很难在长期健康和一时愉悦中选择前者。这种神经生物学上的影响可以解释为什么生活压力堆积如山的人通常要比生活压力较小的人超重更多，甚至抽烟、喝酒更凶。

儿童的前额皮层同样会出现这些改变。美国宾夕法尼亚大学的玛莎·法拉赫和目前就职于美国加利福尼亚大学旧金山分校的托马斯·博伊斯在各自的研究领域中观察到，低社会经济地位的儿童通常糖皮质激素水平较高、前额皮层较薄且不太活跃，依赖前额皮层的冲动控制和执行功能也比较差。这些影响在孩子长大后会更加明显。青春期时，社会经济地位低下预示着消极情感更重。成年之后，社会经济地位低下预示着做决策时的时间折扣率会更大。

也有观点认为，是大脑自身的变化导致糟糕的决策，进而使其更加贫穷。但是，从研究结果来看，我们的推测是合理的：首先是社会经济地位低和不平等影响了大脑前额皮层的功能，然后才出现了其他不良后果。不列颠哥伦比亚大学的赵家颖及同事在 2013 年发表的一项研究对这一推测给出了进一步证据。他们考察了一些在不同季节经济水平有明显变化的印度农民，结果发现随着一个人的经济社会地位从种植季时的最穷上升到收获后的最富，其前额皮层的功能也随之得到了改善。

在 2012 年的一项研究中，研究者让受试者之间玩一种碰运气的游戏。参加者的起始资源各有不同，较"穷"的受试者变得不顾长远利益，不愿意调整自己去适应更有益的游戏策略。研究者要求受试者在做另一项无任何关联的任务前，想象自己承受了经济损失。与此前正在想象中性事件或有利事件的受试者相比，这些受试者的时间折扣率确实更高。还有一项研究，它先让受试者设想自己需要花一大笔钱修理汽车，从而使经济负担增加。在社会经济地位较高的受试者中，没有因此出现认知功能改变的现象，但是社会经济地位比较低的受试者则出现了认知功能下降的现象。

为什么暂时假设经济负担增加，就会引起现实中低社会经济地位者出现认知改变呢？一种解释认为这是合理反应，因为假如你只能买得起日常必需品，就很难再去考虑存钱和养老问题。贫穷让未来变得不那么重要。

知道自己经济状况堪忧会使自己承受巨大的压力，这种压力可能会对前额皮层造成损伤。而任何需要长期规划的事务又在给这个区域加重"负荷"，所以很难获得有利选择。

当然，我们需要找到更好的方法和实验结果理解不平等可能造成的生物学后果，也需要找到更好的办法来愈合不平等给健康造成的伤疤。但坦率来讲，现在我们所知还是太少。

我们生命中的时间

凯伦·莱特（Karen Wright）

刘佳俊　译

心理学家约翰·吉本斯称时间为"原始环境"，时间是每个时代的所有生物都会感受到的生命中的真实事件。对于黎明时分绽放的牵牛花，对于秋天南飞的大雁，对于每 17 年蜂拥而至的蝗虫，甚至对于每天循环发芽的低等黏菌，时间就是一切。在人体中，生物钟记录着每一秒钟、分钟、天、月份和年份。时间控制着网球发球的瞬间动作，并解释了时差、每月月经荷尔蒙的激增和季节性忧郁症的创伤。细胞的生命计时器可以决定人的寿命极限，生命的时钟嘀嗒作响，然后人将会死去。

就像秒表和日晷是不同的，人体的生物钟也是不同的。有些是准确的、灵活的，有些则是不太可靠，受制于意识控制的。有些是由行星周期决定的，有些是由分子周期决定的。生物钟对大脑和身体执行的最复杂的生命活动至关重要，其促进了人们对衰老和疾病的理解。癌症、帕金森病、季节性抑郁症和注意力缺陷障碍都与生物钟缺陷有关。

对于生物钟的生理学机制人们还不完全清楚，但是神经科学家和其他生物钟研究人员已经开始回答人类在第四维度遇到的一些最紧迫的问题。例如，为什么你玩的时候会感觉到光阴似箭？为什么熬夜会让你消化不良？为什么人比仓鼠活得长？生物钟研究能解决由于时间存在而引发的一些困惑，这只是时间问题。

神经秒表

如果这篇文章引起了你的兴趣，那么你阅读它的时间会一眨眼就过去。如果你觉得无聊，它就会不断地拖延你的时间。这是大脑中的"秒表"的一个怪癖——所谓的时间间隔计时器——它标志着从几秒到几小时的时间跨度。时间间隔计时器可帮助你计算要跑多快才能接住棒球。它会告诉你何时为你最喜欢的歌曲鼓掌。它让你感觉到闹钟响了后你可以在床上休息多长时间。

时间间隔计时器可以调动大脑皮层的更高认知能力。大脑皮层是控制感知、记忆和有意识思维的大脑中枢。例如，当你在驾驶汽车接近黄色交通灯时，你会计算它变成红色需要多长时间了，并将其与黄灯通常持续多长时间的记忆进行比较。然后你必须判断是刹车还是继续开车。

在研究实验中，受试者会聆听两对音调，并说出第二对音调之间的间隔时间比第一对音调之间的间隔时间短还是长。科学家采用功能性磁共振成像（fMRI）技术扫描受试者的脑部，机器每 250 毫秒就记录一次血流和氧合的变化，参与任务的大脑结构会比不参与的大脑结构消耗更多的氧气。在实验中，科学家发现最先被激活的结构是基底神经节。

基底神经节长期以来被认为与运动有关。现在，这些大脑区域的集合也成为寻找间隔计时器的主要关注点。基底神经节的一个区域，即纹状体，承载着一群明显的连接良好的神经细胞，这些神经细胞接收来自大脑其他部分的信号。这些神经细胞的神经纤维长臂上覆盖着 10000~30000 根棘，每根棘从不同区域的不同神经元收集信息。如果大脑的行为像一个网络，那么纹状体就是其中的关键节点。

肾上腺素和其他压力相关的荷尔蒙也会使生物钟加速，这可能就是为什么在不愉快的情况下，你会感觉一秒钟像一个小时一样漫长。高度集中或极端情绪的状态可能覆盖整个系统，或者完全绕过它。在这种情况下，时间似乎静止不动或根本不存在。科学家认为，因为注意力高峰启动了计时过程，患有注意缺陷与多动障碍的人也可能在测量时间间隔的真实长度上出现问题。

时间间隔计时器也可以通过训练从而达到更高的精度。音乐家和运动员都知道，练习可以提高他们的时间观念。普通人可以通过默念数数（从1数到1000）等技巧来弥补时间间隔计时器的缺陷。克利夫兰医院脑健康中心的研究人员斯蒂芬·M. 饶禁止他的实验对象在实验中数数，因为这可以激活与语言和计时有关的大脑中枢。但他说，数数在揭露作弊者时是有效的。"结果是如此戏剧性，我们可以根据他们回答的准确性来判断他们是在数数还是在间隔计时。"

脑袋里的时钟

科学家们正在揭示两种神经计时器的工作原理：一种是时间间隔计时器，它可以测量长达数小时的时间间隔；另一种是生物钟，它可以使一些机体生命过程在24小时周期内达到高峰和低谷。

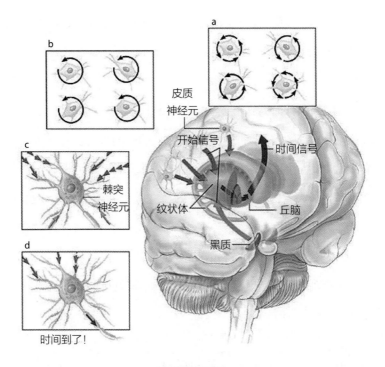

时间间隔计时器

根据模型,一次持续时间比较熟悉的事件(比如路口的黄灯亮起了4秒)会唤起两种大脑反应,从而激活大脑中的时间间隔计时器。它会引起一群以不同的速率产生刺激的特定皮质神经细胞(a)在短暂的时间里以相同速率动作(b)促使大脑黑质的神经元释放大量化学信号——多巴胺,这些信号对纹状体的棘突神经元产生作用(c)在那些神经元继续以不同速率产生刺激后,监测皮质细胞所产生神经冲动的模式。这是因为在这个熟悉的时间段开始时,皮质细胞以相同的速率动作,随后每次的动作模式都一致,而在这个熟悉的时间段结束时的模式则是独一无二的。(d)纹状体将时间已经结束的信号通过大脑其他部分送至负责决策的大脑皮层。

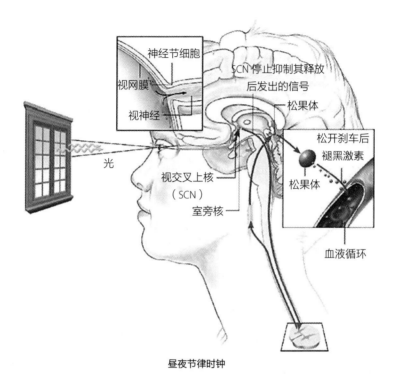

昼夜节律时钟

每天白天与黑夜的循环决定了身体中很多以 24 小时为周期的生理机能何时活跃。大脑通过视网膜上的神经节细胞来感受光的变化。一些细胞中的色素蛋白（视黑蛋白）或许可以感知光源的亮度及持续时间，让视网膜的神经节细胞将这些信息传递给大脑的视交叉上核（SCN）。随后 SCN 将这些信息发送给大脑和躯干与昼夜节律有关的部位。研究人员已经知晓了松果体分泌褪黑激素的机制（褪黑激素有时也被称为催眠激素），如图所示。在接收到太阳光的信号后，SCN 会发出信号阻止另一脑区（室旁核）产生能导致褪黑激素分泌的信息。而到了晚上，SCN 将松开刹车，让室旁核通过上脊柱以及颈部的神经元，向松果体释放出"分泌褪黑激素"的信号。

身体的日晷

时间间隔计时器的优点之一是它的灵活性。你可以跟随自己的意愿启动和停止它，也可以完全忽略它。它可以无意识地工作，也可以服从个人意识的控制。但从准确性这个衡量标准上来讲，它表现得不让人满意。据已有研究发现，时间间隔计时器的精度在 5% 到 60% 的范围内波动。如果你分心或紧张，它就不会很好地工作，并且随着时间间隔变长，计时错误会变得更加严重。这就是我们仍然需要依靠手机和手表来计时的原因。

幸运的是，身体里有一个对准确性更高的计时器，每隔 24 小时就会响一次。生物钟（circadian clock）——将我们的身体周期调整到与由地球自转引起的白天和黑夜的周期吻合。它能帮助我们养成每天晚上睡觉和早上醒来的习惯。当然，它的影响远不止于此，很多生命特征都会受到生物钟的影响：体温通常在下午晚些时候或傍晚达到峰值，并在我们早上起床前几个小时达到最低点；血压通常在早上 6 点到 7 点之间开始飙升；压力荷尔蒙皮质醇的分泌在早上比晚上高出 10 倍 ~20 倍；排尿和排便的欲望通常在晚上被抑制，然后在早上再次恢复过来。

昼夜节律生物钟更像是时钟，而不是秒表，因为它的运行不需要来自外部环境的刺激。对洞穴居民志愿者的研究表明，即使在没有日光、职业工作需求和咖啡因的情况下，生物钟的昼夜节律模式也会持续存在。此外，生物钟基因在身体的每个细胞中都有表达。当被限制在持续光照下的培养皿中时，人体细胞仍然在基因活动、激素分泌和能量产生方面表现出规律的 24 小时循环。生物钟周期是固定的，它的变化幅度低至 1%——每天只有几分钟。

如果不需要光来建立生物钟的昼夜节律周期，则需要将固定的生物钟的相位与自然昼夜周期同步。就像普通时钟会每天运行慢或快几分钟一样，生物钟也需要不断重置来保持准确性。在对日光如何调节生物钟的研究领域，神经科学家们取得了巨大进展。长期以来，位于大脑下丘脑中的两簇神经细胞一直被认为是控制生物钟的大脑区域。数十年的研究表明，这些被称为视交叉上核（Suprachiasmatic nucleus，SCN）的核团，推动了血压、体温、活力水平和警觉性的日常波动。SCN 还能提示大脑的松果体何时释放褪黑激素，褪黑激素能够促进人类睡眠，仅在夜间分泌。

15 年前，研究人员证明视网膜中的一群专用细胞将与光照水平有关的信息传输到 SCN。作为神经节细胞的一个亚群，这些细胞完全独立于介导视觉的视杆细胞和视锥细胞，并且对光线突然变化的反应要小得多。这种迟钝反应符合生物钟的昼夜节律系统的要求。如果看场烟花秀或者看日场电影就会引发生物钟机制，那可不行。

根据其他的研究发现成果，SCN 在生物钟的昼夜节律中的作用已被重新评估。科学家们推测 SCN 以某种尚未阐明的方式协调了身体器官和组织中的所有单个细胞的时间节律。在 20 世纪 90 年代中期，研究人员发现了 4 个控制果蝇、小鼠和人类生物钟的昼夜节律周期的关键基因。这些基因不仅出现在 SCN 中，也出现在所有其他细胞内。任职于美国得克萨斯大学西南医学中心的约瑟夫·高桥说："这些时间基因在身体的每个组织中都有表达，这是我们没想到的。"

最近，哈佛大学的研究人员探究了小鼠心脏和肝脏组织中 1000 多个基因表达在 24 小时内的时态性变化。研究结果显示，这些昼夜节律周期的基因在这两种组织中存在很大差异，在心脏中达到表达峰值的时间与在肝脏中不同。弗吉尼亚大学的迈克尔·梅纳克说，"很多基因表达都存在这些差异，有些基因表达在晚上达到高峰，有些在早上达到顶峰，有些在白天达到顶峰"。

梅纳克的研究发现，特定的进食时间表可以改变肝脏的生物钟，覆盖 SCN 调控的昼夜节律。例如，当可以任意进食的实验室大鼠被调整为每天只进食一次时，肝脏中生物钟基因的表达峰值时间会改变为 12 小时，而 SCN 中的相同生物钟基因则与光照时间表保持同步。考虑到肝脏在消化食物中的作用，每天的进食节奏会影响肝脏是有道理的。研究人员认为，其他器官和组织中的生物钟可能会对每 24 小时定期发生的其他外部线索做出反应，包括压力、运动和温度变化等。

但这也无法否认 SCN 的作用：它在体温、血压和其他核心节律行为中仍然发挥着主导作用。然而，这个大脑中枢不再被认为是绝对控制肝脏的生物钟节律。"我们的肝脏中有自己的调节机制，可以独立于我们大脑中的调节机制发挥作用。"高桥说。

肝脏中生物钟的自主性使时差等现象更容易被理解。时间间隔计时器就像秒表一样，可以立即重置，而生物钟的昼夜节律需要几天甚至几周才能适应昼长或时区的突然变化。新的光照条件将缓慢重置 SCN 生物钟。但其他生物钟可能不会跟随它的脚步。身体不仅滞后于大脑，甚至以十几种不同的速度滞后。

时差不会一直存在，大概是因为所有这些身体不同位置的生物钟最终都能再次同步。轮班工人、派对达人、大学生和其他"夜猫子"面临着更严重的生物钟紊乱困境，他们可能过着一种生理上的双重生活。即使他们白天有足够的时间睡眠，但是他们的核心节律仍然受 SCN 支配——因此，核心功能在晚上继续"沉睡"。"你可以提前或推迟你的睡眠周期，"俄勒冈健康与科学大学的阿尔弗雷德·J. 路易说，"但你不能提前或推迟你的褪黑激素水平，你的皮质醇水平，或者你的体温水平。"

同时，他们的饮食和锻炼时间表可能会将他们的肝脏及外周器官生物钟变得与睡眠 – 觉醒周期或昼夜明暗周期完全不同步。由于他们的身体同时生活在这么多不同的时区，难怪轮班工人心脏病、肠胃不适、睡眠障碍的发病率会增加。

生活的节奏

生物钟影响许多生理过程的日常节律。下表描绘了一个人的生物钟典型昼夜节律模式，他每天早上起得很早，中午吃午饭，晚上睡觉。尽管生物钟的昼夜节律往往与白昼和黑夜的周期同步，但是也受到其他因素的影响，如环境温度、进餐时间、压力和运动等。

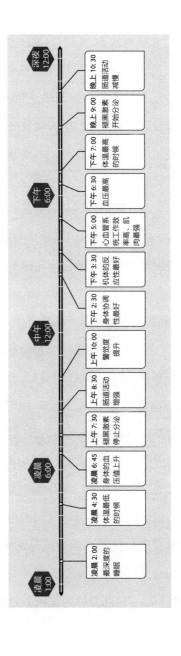

四季的钟

时差和轮班工作是一种特殊情况，在这种情况下，固有的生物钟与昼夜周期或睡眠 – 觉醒周期突然变得不同步。尽管不像时差和轮班工作那么突然，但与此类似的事情每年都会发生，那就是季节更替。研究表明，尽管人们的就寝时间可能有所不同，但人们往往一整年都在早上的同一时间起床，这通常是他们的狗、孩子、父母或职业需要的缘故。在北方地区的冬季，这意味着许多人在太阳出现前 2~3 个小时就醒来。他们的睡眠 – 觉醒周期与他们从日光中得到的信号有好几个时区的间隔差距。

日照长度与日常生活作息的不匹配可能导致季节性情感障碍综合征（SAD）。在美国，从 10 月到次年 3 月，每 20 个成年人中就有一个表现出与 SAD 相关的抑郁症状，如体重增加、冷漠和疲劳等。这种情况在北方的发生率是南方的 10 倍。虽然悲伤是季节性的，但一些专家怀疑这实际上是一个生物钟紊乱问题。路易的研究表明，如果 SAD 患者能在冬天太阳升起后再起床，他们就会摆脱抑郁。在路易看来，SAD 与其说是一种病理学，不如说是睡眠 – 觉醒周期中一种适应性、季节性节律的证明和体现。"如果我们根据季节来调整我们的日常日程，我们可能就不会患 SAD，"路易说，"当我们在黄昏时不睡觉，在太阳升起时不起床，我们就会遇到麻烦。"

如果说现代文明活动不尊重季节性节奏，这其中的一部分原因是人类是对季节更替最不敏感的生物之一。与其他动物每年经历的冬眠、迁徙、蜕皮和交配这些需要遵循季节性周期的主要生命活动相比，人类的悲伤算不了什么。生物钟在季节性周期中的作用则主要是记录昼夜的长短。SCN 和松果体能够检测到黑夜长短，在冬季的长夜中将延长褪黑激素分泌信号，在夏季则缩短。梅纳克说："仓鼠在白天时长为 12 小时性腺不生长，但在白天时长为 12 小时 15 分钟时性腺生长。"

　　如果动物的季节性节奏如此强烈，同时人类有表达节律基因的生物钟机制，那么我们为什么会失去规律的季节性活动呢？"你凭什么认为我们曾经拥有过它们呢？"梅纳克反问道，"我们是在热带进化成人类的。"梅纳克的观点是，许多热带动物并没有表现出明显的年度季节性行为模式。它们不需要，因为热带地区的季节变化本身就很小。大多数热带动物不分季节地交配，因为没有"最佳产期"。人类作为恒温动物也是如此。几千年来，随着人类的祖先拥有更大的控制和利用外界环境的能力，季节在进化过程中的阻力变得不那么重要。

　　但人类在生育能力的某个方面是周期性的。和其他雌性灵长类动物一样，女性每月只排一次卵。调节排卵和月经周期的生物钟被充分证实是一个化学反馈回路，这个过程可以通过激素治疗、运动来控制。不过，具体控制经期长短的原因尚不清楚。月经周期与月球公转周期相同这一现象，经过一些科学家费心研究后发现只是巧合，不用过多解释。月球的辐射或引力与女性生殖激素之间是否存在联系还没有令人信服的研究来证实。在这方面，每月的月经周期仍然是一个谜，也许只有最终的难题——死亡——才能超越。

时间复仇者

人们往往把衰老与疾病等同起来，如癌症、心脏病、骨质疏松症、关节炎和阿尔茨海默病等。如果没有疾病，就足以永生，生物学研究表明并非如此。

现代发达国家的人类预期寿命超过 70 岁。相比之下，浮游生物的平均寿命是一天。生物学家们开始探索为什么不同的物种有不同的预期寿命。如果你存活的日子已经屈指可数了，那还用得着计算吗？

答案不能仅取决于一个物种的基因，如，工蜂能活几个月，而蜂王能活几年。当然，遗传学因素还是很重要的：在老鼠身上，一个单一基因突变可以产生一种比正常小鼠寿命长 50% 的小鼠品系。高代谢率会缩短寿命，然而许多鸟类的代谢速度很快，却比同等体形的哺乳动物寿命更长。新陈代谢缓慢的大型动物不一定比小型动物活得久。鹦鹉的预期寿命和人类差不多。对于狗来说，小型犬品种通常比大型犬品种活得久。

研究人类寿命极限的科学家传统上是从细胞水平来研究这个问题的，而不是从整个机体的角度来考虑。目前为止，最能解释生物钟调控机制的是细胞有丝分裂。生物钟记录着细胞有丝分裂，即单个细胞分裂成两个细胞的过程。细胞有丝分裂过程就像沙漏，每粒沙子代表一次细胞分裂。就像沙漏里有有限数量的沙粒一样，人体正常细胞分裂的次数似乎也有上限。在培养过程中，它们将经历 60~100 次细胞有丝分裂，然后停止。"突然之间，它们停止了生长，"布朗大学的约翰·塞迪维说，"它们呼吸，新陈代谢，移动，但它们永远不会再发生分裂。"

培养的细胞通常会在几个月内达到这种衰老状态。幸运的是，体内大多数细胞的分裂比培养的细胞要慢得多。最终，也许在 70 年左右的时间里，它们才停止分裂。"细胞的寿命计算的不是时间顺序，"塞迪维说，"而是细胞分裂的次数。"

通过突变一个基因，就可以使人体的成纤维细胞再创造出 20~30 个周期。这个基因编码是一种叫作 p21 的蛋白质，它能对染色体末端端粒结构的变化做出反应。端粒和基因物质一样，也是由 DNA 组成的。它们由成千上万个重复的多碱基 DNA 序列组成，而这些序列并不编码任何已知的蛋白质。每一次细胞分裂，端粒就会丢失一部分。人类胚胎的端粒长度在 18000~20000 碱基之间。当衰老发生时，端粒只剩下 6000~8000 碱基的长度。

生物学家猜测，当端粒收缩到某一特定长度以下时，细胞就会衰老。洛克菲勒大学的蒂蒂亚·德·朗格提出了这一联系的解释。她指出，在健康细胞中，染色体的末端会像一只手塞进口袋里一样环绕至自身。端粒的最后的 100~200 碱基就是这只"手"，是单链的，不像其他碱基那样成对存在。在十几种特殊蛋白质的帮助下，单链末端插入上游的双链中，从而被保护起来。

德·朗格说，如果端粒被允许收缩到足够的程度，"它们就不能再做这种循环的把戏了"。单链端粒的末端如果没有扣合，很容易与其他单链末端融合。这种融合通过将所有染色体串在一起来对细胞造成严重破坏。这可能就是研究人员发现的 p21 突变的细胞在多轮细胞有丝分裂后死亡的原因。其他在繁殖过程中忽略端粒变短的细胞已经发生了癌变。正常的 p21 和端粒本身的作用可能是阻止细胞过度分裂以至于死亡或变成恶性。细胞衰老可能是在延长人类的寿命，而不是在宣告人类的死亡。这可能是细胞对恶性生长和某些死亡的不完全防御。

德·朗格评论说："我们希望能从这种简化方法中获得足够的信息，帮助我们了解整个人体的情况。"

就目前而言，端粒缩短与个体衰老之间的联系仍然是微不足道的，尽管某些"端粒发烧友"的一些夸张说法会让你迷惑。例如，西班牙国家癌症研究中心的科学家玛丽亚·布拉斯科开发了一种价值 700 美元的血液测试。她说这种测试可以通过测量一个人端粒的长度来预测寿命。据某家公司的一位顾问称，该测试可以确定 10 年内的生物学年龄，该公司负责销售该测试。

其他专家则指出，端粒长度在个体间差异很大，不能作为衡量生物学年龄的可靠指标。在任何情况下，大多数细胞都不需要不断分裂来完成它们的工作，除了抵抗感染的白细胞和精子前体这些明显例外的细胞。然而，许多老年人确实死于一些年轻身体可以承受的简单感染。塞迪维说："衰老可能与神经系统无关，因为大多数神经细胞不分裂，但是，它很可能与免疫系统的老化有关。"

美国加州诺瓦托巴克衰老研究所教授、劳伦斯伯克利国家实验室生物学家朱迪思·坎皮西说，不管怎样，端粒长度变化只是细胞分裂时遭受的众多损失之一。DNA 在细胞分裂过程中发生复制时常常受到损伤，因此多次分裂的细胞比年轻细胞更容易出现遗传信息错误。动物和人体中与衰老相关的基因通过编码蛋白质来防止或修复这些错误。随着每一次细胞有丝分裂，DNA 复制的副产物在细胞核中积累，使随后的复制过程更加复杂化。

"细胞分裂是一项非常危险的任务。"坎皮西说。因此，机体给细胞有丝分裂戴上端粒帽子也就不足为奇了。欺骗细胞衰老可能不会带来永生。一旦沙粒穿过细胞有丝分裂的沙漏，再把它翻过来就没有意义了。

季节性周期

大多数动物经历了戏剧性的季节性周期。它们在一年中的特定时间迁徙、冬眠、交配和蜕皮。例如，在春天，大约50万只沙丘鹤在美国内布拉斯加州的普拉特河做迁徙停留。随着交配季节的临近，仓鼠的睾丸增大了4倍。这些周期是固定的，圈养的地松鼠即使在恒温、光照和黑暗时间不变的情况下，也会进行季节性冬眠。同样，在稳定的实验室条件下，鸟类在迁徙的时候会变得不安，每年都会蜕皮和发胖。季节性在人类身上的唯一痕迹可能是季节性情感障碍，通常被称为SAD，这是一种每年一度的抑郁症，到了冬天会在一些人身上发生，治疗的方法可以是光疗或者让患者睡到太阳升起后。

健康
衰老

第 2 章

如何预防与年龄有关的疾病？

寻找最佳大脑食谱

布莱特·斯特卡（Bret Stetka）
魏书豪　译

卡罗琳这些天感觉很好。她锻炼身体，在社交媒体上很活跃，并尽可能多地陪伴着她的 4 个孙子孙女。但并不是每个人都能如此。一位来自匹兹堡的 68 岁退休图书管理员，在退休后就开始感到冷漠和被孤立。"我当时刚刚失去了母亲，我的两个儿子也搬走了。"75 岁的卡罗琳回忆道。她还与超重、糖尿病和慢性肺病做斗争。她很伤心，吃了令人担忧的垃圾食品，陷入了看起来很像抑郁症的境地。

几年后，一个朋友告诉卡罗琳匹兹堡大学开展了一项关于预防抑郁症的研究，她立即报名了。报名的 247 名志愿者都和她一样，是有轻度抑郁症状的老年人，如果不接受治疗，这些人有

20%~25% 的概率会患上重度抑郁症。一半人接受了大约 5 个小时的问题解决疗法，这是一种旨在帮助患者应对紧张生活的认知行为疗法。其余的人，包括卡罗琳本人，接受了饮食咨询。在一名社工的指导下，她发现自己喜欢鲑鱼、金枪鱼和许多其他"对大脑健康"的食物，这些食物很快取代了她正在吃的薯条、蛋糕和糖果。

当实验在 2014 年结束时，结果出人意料——至少对研究人员来说是这样。饮食咨询并不意味着有任何实质性的影响，卡罗琳的小组是实验的对照组。然而，精神科医生发现，这两种干预措施都显著降低了患抑郁症的风险——降低比例大致相同。当他们分析数据时，所有患者在疗程结束 15 个月后的贝克抑郁量表测试（一种常见的抑郁症状测量方法）中，得分平均降低40%~50%。更重要的是，无论接受何种治疗，只有大约 8% 的人会陷入重度抑郁。

不能排除安慰剂效应对两组志愿者症状改善的作用。与医疗保健专业人士会面并积极主动地自我改善，可能有助于志愿者感到更加乐观。然而，在卡罗琳看来，在很大程度上，她通过改变饮食方式扭转了病情的恶化趋势。

她并不是唯一一个建立这种联系的人。科学家和临床医生逐步意识到饮食与大脑健康之间的相互作用。证据是初步的，很难梳理出因果关系。也许吃得好的人也容易养成其他健康的大脑习惯，如定期锻炼和良好的睡眠习惯。或者抑郁的人倾向于用奥利奥自我治疗，但数据还在不断积累。每年，某些食物与心理健康之间的相关性都在增加：鱼类食品可能有助于抵御精神类疾病；酸奶、泡菜和酸菜等发酵食品似乎可以缓解焦虑；绿茶和富含抗氧化剂的水果可能帮助人类远离痴呆症等。

可能没有一种单一的成分，也没有来自远方丛林的快乐种子，可以确保人类在老年时保持更好的心情或精神敏锐度。但经过数百万年的人类进化校准，似乎确实存在特定的饮食模式，可以提高人们的认知和心理健康水平。在营养精神病学的新兴领域中，人们正在就哪种类型的饮食是最好的达成共识。也许最令人兴奋的是，饮食干预可以作为药物和其他精神障碍疗法有价值的辅助手段，就像它在许多其他医学领域所证实的一样。

健康食谱与垃圾食谱

在促进大脑健康方面，得到数据有力支持的饮食借鉴了意大利、希腊和西班牙的传统饮食模式。所谓的"地中海饮食"主要包括水果、蔬菜、坚果、全谷物、鱼、适量的瘦肉、橄榄油，也许还有一点红酒。最近，第一个测试"饮食处方"治疗抑郁症的随机对照临床试验报告发表在医学期刊上。报告称，与对照组相比，患有中度至重度抑郁症的患者在食用近似的"地中海饮食"12 周后，蒙哥马利 – 埃斯伯格抑郁评定量表（MADRS）上体现的改善效果明显。研究人员在平均6年的时间里评估了12000多名健康的西班牙人的这种饮食与抑郁症之间的关系。他们发现，与不吃地中海饮食的人相比，吃地中海饮食的人患抑郁症的可能性要小得多。

在另一项大型实验中科学家也证实了这种联系。PREDIMED（地中海饮食预防）研究是一项多中心研究项目，项目评估了西班牙近7500名男性和女性，最初旨在研究地中海饮食（辅以额外的坚果）是否可以预防心血管疾病。研究结果显示，这种饮食确实可以预防心血管疾病。但在2013年，科学家也分析了地中海饮食预防研究志愿者的抑郁症数据。同样，与吃普通低脂饮食的参与者相比，坚持吃富含坚果的地中海饮食的参与者患抑郁症的风险较低。这在糖尿病患者中也尤为明显，他们的患病风险降低了40%。也许这些不能充分说明糖尿病患者受益最大，因为地中海饮食减少了他们的糖摄入量。

事实上，这种饮食的一个主要特点是含糖量低，脂肪含量也低，且没有经过重度加工，这在大多数西餐菜单上都很常见。澳大利亚迪肯大学和墨尔本大学的营养精神病学研究员费利丝·贾卡是首批证明传统西方饮食结构与抑郁和焦虑之间存在联系的人之一。最近，她又发现了不良饮食和大脑萎缩之间的联系。2015年9月，她和同事发现连续4年食用高糖、高热量的西方传统饮食的老年人不仅患情绪障碍的概率更高，而且在核磁共振扫描中发现，他们的左侧海马体也明显更小。海马体由我们太阳穴下方深处的两个海马状脑组织弧组成，对记忆的形成至关重要。贾卡之所以关注海马体，是因为动物研究也注意到了海马体与饮食有关的变化。

科学家们提出了许多可能的机制来解释这种损伤。贾卡的发现与其他研究相呼应，这些研究表明，高糖饮食会引发失控的炎症及一系列其他代谢变化，最终损害大脑功能。通常炎症是人的免疫系统对抗感染和促进愈合的武器库的一部分，但当它方向错误或过于激进时，也会破坏健康组织。根据大量研究，炎症在一系列脑部疾病中发挥作用——从抑郁症和双相情感障碍到可能的孤独症、精神分裂症和阿尔茨海默病。2010 年和 2012 年的两项综合分析共同回顾了 53 项研究的数据，并报告了抑郁症患者的血液标志物炎症水平的显著升高。许多研究报告称，在患有精神类疾病（包括抑郁症和精神分裂症）的患者中，一种被称为小胶质细胞的免疫细胞（在大脑的炎症反应中起关键作用）的活性有所增加或改变。目前尚不清楚炎症在某些情况下是否会导致精神疾病，反之亦然。但有证据表明，许多已知的精神类疾病风险因素，特别是抑郁症，都会促进炎症。这些因素包括虐待、压力、悲伤和某些遗传倾向。

贾卡的工作反复指出，地中海、日本（冲绳岛）和斯堪的纳维亚半岛等传统饮食，对我们的神经和心理健康最有利。毫无疑问，压力和不舒服的情绪会让我们伸手去拿饼干罐——人们把它们称为"安慰食品"并非没有道理。这一观点贾卡也赞同，但数据始终显示，健康大脑的饮食主要包括水果、蔬菜、豆类、坚果、鱼、瘦肉和橄榄油等。

健康大脑的传统饮食

地中海饮食

研究不断发现，地中海饮食结构是世界上最健康的饮食结构之一。希腊、意大利、西班牙和中东菜肴中常见的配料与改善心血管、精神和神经功能有关。这些食谱包括：

橄榄油

富含 Omega-3 多不饱和脂肪酸的鱼（沙丁鱼、金枪鱼、鲑鱼）

富含抗氧化剂的水果和蔬菜（西红柿、辣椒、茄子）

全谷物食品

豆类

适量的瘦肉和红酒

低糖、粗加工食材

日本（冲绳岛）饮食

根据世界卫生组织的数据，日本人的预期寿命普遍较高——这在一定程度上要归功于冲绳的人口。岛上居民的传统食物包括营养丰富的紫薯，人们通常用紫薯来代替米饭。事实上，冲绳人吃鱼、肉、大米和糖的量以及总体摄入的卡路里——都少于日本其他地区的人。他们的食谱包括：

富含抗氧化剂的蔬菜（冲绳紫薯）

海藻

鱼肉

肉类

有限的糖和白米饭

斯堪的纳维亚半岛饮食

除了瑞典肉丸，斯堪的纳维亚人还收集、培育并烹饪了一系列食物，这些食物共同构成了新的北欧饮食，是世界上最健康的饮食之一。这种饮食与减少炎症、降低心血管疾病以及减少糖尿病的患病风险有关，这些都会促进大脑健康。特别值得注意的是，斯堪的纳维亚人倾向于用菜籽油烹饪，它含有比橄榄油更多的 Omega-3 多不饱和脂肪酸。他们的食谱包括：

水果（越橘）

蔬菜（土豆）

坚果

海产品

适量的肉类和奶制品

全谷物（黑麦面包很常见）

菜籽油

构建大脑的脂肪酸

越来越多的研究人员发现，这些饮食的意义，不仅是用"好"食物代替了"坏"食物。2015 年夏天，法国波尔多大学的神经科学家发现，地中海饮食有助于保持大脑中的神经元连接。他们使用一种名为"基于体素"的形态计量的高敏感神经影像分析技术，来识别大脑解剖结构的细微变化。2015 年 9 月，拉什大学的流行病学家玛莎·莫里斯和她的同事报告说，MIND 饮食——地中海饮食和高营养低盐的 DASH 饮食的混合体，可能有助于减缓认知能力下降，甚至可能有助于预防阿尔茨海默病。当他们在 960 名老年人中测试认知能力时，那些坚持 MIND 饮食大约 5 年的人获得的分数与比他们年轻 7.5 岁的人相当。

我们的进化背景故事可以解释这些神经保护作用。在 19.5 万 ~12.5 万年前的某个时候，人类几乎灭绝。一个冰川期已经开始，这可能使地球的大部分地区在 7 万年里都处于冰封且荒芜的状态。我们的古人类祖先的数量暴跌，可能只剩下几百人，大多数专家都同意这一观点，今天活着的人都是这个群体的后裔。在反复出现的冰川期，还不清楚他们或者说早期人类究竟是如何存活下来的。但随着陆地资源的枯竭，在非洲周围可靠的贝类栖息地中觅食海洋生物很可能成为生存的必要条件。南非纳尔逊曼德拉城市大学的研究生扬·德·文克表明，一个在这些贝类栖息地上觅食的人每小时可以收获大量食物，这些食物能提供惊人的 4500 卡路里的热量。

考古记录证实了这一观点，并表明我们的祖先以贝类和冷水鱼为食物，这两种都是 Omega-3 多不饱和脂肪酸的丰富来源。这些食物的脂肪可能推动了人类独特复杂的大脑进化，因为大脑中 60% 的成分是脂肪。特别是 Omega-3 多不饱和脂肪酸〔包括二十二碳六烯酸，（DHA）〕，可以说是与大脑健康最密切相关的单一营养素。

1972 年，伦敦帝国理工学院的精神病学家迈克尔·克劳福德发表了一篇论文，得出的结论是大脑依赖于 DHA，而来自海洋的 DHA 对哺乳动物的大脑进化，尤其是人类大脑的进化至关重要。40 多年来，他一直认为脑部疾病发病率的上升是第二次世界大战后饮食结构变化的结果，尤其是转向陆源食物以及后来人们接受低脂饮食。他认为海鲜中的 Omega-3 多不饱和脂肪酸对人类快速向更高认知水平发展至关重要。

许多研究已经证实 DHA 对人脑的发育、结构和功能的重要性。它是神经元细胞膜的组成部分，能促进神经元间的交流，DHA 也被认为可以提高脑源性神经营养因子（一种支持脑细胞生长和存活的蛋白质）的水平。鉴于该物质和其他 Omega-3 多不饱和脂肪酸在塑造和维持我们最复杂的器官中所起的重要作用，直观的感觉是，正如营养数据所表明的那样，通过强调食用海洋食物，将更多的多不饱和脂肪酸加入我们的饮食中，可能会保护大脑并避免其失控。同样值得注意的是，DHA 似乎可以减少慢性炎症对大脑的损伤。

除了 Omega-3 多不饱和脂肪酸，人类祖先的饮食、炎症和心理健康之间还有另一个重要的联系。随着人类的进化，数以万亿计的细菌、真菌和其他微生物在人类的身体中定居并构成了人类的大部分细胞。这种所谓的微生物群以及它们的集体基因，对人类的消化系统和免疫系统的形成与功能做出了重要贡献。越来越多的研究结果表明，不良的饮食习惯会损害大脑。

依靠陆地还是大海？

专家们争论，人类祖先如何找到足够的 Omega-3 多不饱和脂肪酸来构建更好的大脑。

Omega-3 多不饱和脂肪酸，包括二十二碳六烯酸（DHA），是大脑健康的关键，很可能助推了现代人类大脑的进化。但是早期人类是如何获得这些重要营养素的呢？答案是有一些争论的。

近二十年来，美国亚利桑那州立大学人类起源研究所副所长、考古学家柯蒂斯·W. 马林一直在监督南非南部海岸一个名为皮内克尔角的遗址的发掘工作，该遗址附近新发现了一种早期人类物种——纳莱迪人。他在那里的工作发现表明，在 19.5 万～

12.5 万年前的某个时候，在被称为倒数第二次冰川期（MIS6）里，人类的饮食习惯发生了重大转变，从觅食陆地植物、动物和偶尔觅食内陆鱼类变为依靠该地区丰富、可预测的贝类资源。

马林认为，这种变化发生在早期人类学会利用每两个月出现一次的春季大潮的时候。他说，要做到这一点，人类的大脑已经进化得相当好了。"进入海洋食物链可能会对生育能力、存活率和整体健康产生巨大影响，包括大脑健康。"马林解释说，"部分原因是 Omega-3 多不饱和脂肪酸的高回报。"但他推测，在MIS6 之前，人类可能已经获得了大量有益大脑健康的陆地营养，包括食用富含 Omega-3 多不饱和脂肪酸的植物以及动物。

其他人不同意，至少不同意部分观点。精神病学家克劳福德说："从动物脂肪中获得大量 DHA 的想法是不正确的。动物的大脑是 6 亿年前在海洋中进化而来的，它依赖于 DHA 和对大脑至关重要的化合物，如碘，而碘在陆地上也很缺乏。要建造一个大脑，需要海洋中和岩石海岸上丰富的物质材料。"

克劳福德早期的工作集中于表明 DHA 不容易从陆地动物的肌肉组织中获得。利用标记有放射性同位素的 DHA，他和同事们还证明了"现成的"DHA（如在贝类中发现的）被发育中的大鼠大脑吸收的效率比植物源 DHA 高 10 倍。

克劳福德的同事兼合作者，加拿大舍布鲁克大学的生理学家斯蒂芬·坎南也认为，水生食物对人类进化至关重要。但他同时提出，在 MIS6 之前的数百万年，生活在内陆的人类已经将湖泊和河流中的鱼类纳入他们的饮食中了。

他认为，不仅是 Omega-3 多不饱和脂肪酸，鱼类中发现的一系列营养物质（包括碘、铁、锌、铜和硒）也对人类的大脑有贡献。克劳福德说："我认为 DHA 对我们的进化和大脑健康非常重要，但我并不认为它是唯一的灵丹妙药。"

这几位研究人员都确信，基因突变使认知之针缓慢向前推进，赋予了人类生存和繁殖优势，更高的智力在数百万年间逐渐进化。比如像了解如何撬开牡蛎壳以及追踪春潮这样的优势，打开了达尔文的闸门。坎南评论道："一旦我们能够获取非洲的海岸食物链，这比内陆的鱼源更加丰富和可靠——大脑和文化进化就爆炸性地发展了。"

对肠道的冲击

在 2014 年进行的一项引人注目的实验中，当时 23 岁的学生汤姆·斯佩克特通过只吃麦当劳快餐，在短短 10 天内就消灭了他肠道中约 1/3 的有益细菌种类。斯佩克特之所以甘愿充当"小白鼠"，有两个原因：一是为了完成他的遗传学学位项目，二是为他的父亲蒂姆提供数据。蒂姆是伦敦国王学院的一位遗传流行病学教授，他的工作是研究加工食品如何影响胃肠道菌群。斯佩克特家族的研究并未评估具体的健康后果，他们只测量了斯佩克特肠道中菌群多样性的下降指标。但斯佩克特确实报告说，在连续几天吃汉堡、薯条和饮用含糖苏打水后，他感到无精打采和沮丧。细菌种类的下降幅度如此之大，以至于蒂姆将结果送往3家实验室进行反复确认。

斯佩克特所描述的饮食引起的菌群变化会迅速加剧肠道炎症。除上述不良影响外，胃肠道炎症还会耗尽我们的血清素供应，这是一种长期以来与抑郁症和其他精神类疾病密切相关的神经递质。当我们体内某些微生物与胃肠道内壁细胞相互作用时（有些微生物甚至能自行产生部分血清素），我们体内约90%的血清素会在肠道中产生。但炎症的副作用物会将血清素的代谢前体色氨酸转化为一种与抑郁症、精神分裂症和阿尔茨海默病相关的神经毒性代谢物。

当然，饮食结构变化可以重新促进人类肠道菌群多样性的形成，前提是往健康的方向改变。2015年，匹兹堡大学的一个研究小组进行了一项研究，其中20名来自美国宾夕法尼亚州的非裔美国人与20名南非人交换了饮食。非洲人放弃了他们通常的低动物脂肪、高纤维饮食，转而食用汉堡、薯条、薯饼等食物，而美国人则放弃了他们通常的高脂肪食物和精制碳水化合物食物，转而食用豆类、蔬菜和鱼类。仅仅两周后，美国人的结肠炎症就减轻了，粪便样本显示产生丁酸的细菌种类激增了250%。丁酸被认为可以降低患癌风险。南非人则经历了与患癌风险增加相关的微生物变化。

"饮食结构变化是改变你的肠道菌群并帮助你控制炎症的最简单方法。"哈佛大学医学院的精神病学家艾米丽·迪恩斯说。她认为，在治疗精神疾病方面，饮食治疗与药物和心理治疗同样重要。这一观点来源于她自己的临床实践。"我几乎与所有病人都讨论过营养问题，"她补充道，"我认为它确实有助于控制抑郁症等疾病，至少对一些人来说是这样。"

迪恩斯还认为，饮食时间可以影响情绪，研究表明，定时进食可以改善心理健康。迪恩斯承认，在科学完全理解大脑与饮食的关系之前，我们还有很长的路要走。她还对庞大的益生菌产业持谨慎态度，该产业像一般的补充剂产业一样，已经超越了最低限度。越来越多的所谓的"科学证据"表明益生菌可能在预防或治疗精神疾病方面有效。迪恩斯说，"你可以对某些维生素进行研究，有些可能结果积极，有些可能结果消极，但事实是食物中的维生素存在于各种不同的化学状态中，而补充剂中的维生素只存在于一种状态中。"食物中的营养素与药片之间形式上的差异解释了为什么数据往往倾向于通过饮食而非补充剂来摄取营养。"我认为我们可以肯定地说，某些饮食模式能促进健康的肠道菌群建立，"迪恩斯推测道，"比如地中海饮食、富含纤维的发酵食品和鱼类。"健康的肠道菌群可能是健康大脑所必需的。

"精神食粮"

7年来，卡罗琳一直在改善自己的饮食——专注于海鲜并减少糖分摄入。她成功减肥，糖尿病也得到了控制。"这是全新生活方式的一部分，"她说，"我知道我吃的食物会影响我的感觉。"这种意识在患者和从业者中都在逐渐增强。2015年3月，一个由临床医生和研究人员组成的庞大团队代表国际营养精神病学研究学会（Jacka博士于2013年创立的组织）在《柳叶刀·精神病学》上发表了一篇论文。作者指出，许多精神药物带来的治疗效果并不显著，呼吁将基于营养的方法纳入精神健康护理范畴中。"营养作为抑制精神类疾病高发病率的关键因素，出现了令人信服的证据，"他们写道，"这表明饮食对精神病学的重要性与对心脏病学、内分泌学和消化病学一样重要。"

感谢人类的进化历程以及丰富的鱼类资源，关注人类的饮食可能对于扭转全球精神类疾病发病率上升、降低痴呆症人群比例以及预防更轻微的精神病症状和障碍至关重要。毫无疑问，正确的饮食可以帮助我们度过艰难时期——就像16万年前，它可能帮助了一小群蜷缩在非洲海岸线洞穴中的人类一样。

贾卡是倡导利用饮食改善大脑健康的主要发起者之一，令她感到鼓舞的是，干预性研究——实际"规定"患者采用特定的饮食并随时间进行跟踪的研究——终于开始实施了。此类研究将能够更明确地证明饮食与精神和认知健康之间的联系。

几十年来，治疗精神类疾病的药物发展令人失望，越来越多的医生和患者开始将饮食干预视为希望的灯塔。太多患有精神类疾病或阿尔茨海默病的患者对现有药物反应不足，甚至根本没有反应。例如，氟西汀等治疗抑郁症最常用的药物类别之一，其仅在严重病例中才显得有效。对于轻度至中度疾病，它们往往并不比安慰剂好。随着科学家对精神和认知障碍背后的病理学的了解越来越多，新的、有前景的治疗靶点肯定会出现。但很明显，基于营养的治疗计划，无副作用且成本低廉，这也将在未来发挥重要作用。

对抗阿尔茨海默病

———

大卫·贝内特（David Bennett）
刘佳俊　译

从中学阶段开始，我就喜欢考古学。工作以后，在很多个假期里，我都带着妻子和孩子到世界各地参观古代遗址，从美国西南部的阿纳萨齐人的基瓦遗址到马丘比丘和佩特拉的"失落之城"，再到高耸于复活节岛上的拥有巨大头部的摩艾石像。然而，在求学和神经内科住院实习的过程中，我与考古学的情缘一度中断。但即使是现在，我仍时常会把自己想象成一名大脑考古学家，精心挑选保存下来的标本，对生物制品进行编目，并试图将我的发现与人类独一无二的历史联系起来。我很幸运，有很多机会让自己沉迷于这个白日梦。在我担任主任的美国芝加哥拉什阿尔茨海默病中心，大约100名科学家正在寻找一系列预防和治疗常见神经退行性疾病的方法。近 1/4 个世纪以来，我一直领导着两项纵向调查——宗教秩序研究和拉什记忆与衰老项目——这两项调查在美国各地招募了 3350 名老年人。我们的志愿者在加入调查研究时均未患阿尔茨海默病，他们的年龄从 50 岁到 100 岁不等。令人敬佩的是，他们都同意每年进行数小时的测试。他们接受全面的身体检查、详细的访谈、认知测试，在某些情况下还要进行脑部扫描。最重要的是，他们都愿意在死后将他们的大脑捐赠给我们的研究。由此产生的样本装满了各种实验柜和两个"冷冻工厂"。"冷冻工厂"占地 300 多平方米，温度常年保持在 −80℃，并配有备用电力系统和报警系统。

迄今为止，我们已经进行了数以万计的临床评估和 1400 多次尸检，生成了一组前所未有的数据，我们可以与世界各地的研究人员共享这些数据。就像该领域的考古学家一样，我们对志愿者的死亡大脑样本进行筛选分析，希望找到有些人在年龄过百时仍然保持敏锐的答案，而有些人早在 60 多岁时就开始失去多项能力。我们将风险因素和生活方式与认知功能以及疾病的生物学机理联系起来。这是一项耗时的工作——延迟满足的终极考验。你可能认为我们在大脑中发现的实际损伤越多，它的主人经历的认知挑战就越多——这通常是正确的，但并不是一直如此。有时，当两个人的脑损伤程度相同时，只有其中一个人会遭受到疾病的不良影响。

事实上，很少有人拥有一个完全健康的大脑直到老去。我们检查过的每个大脑都至少表现出一些与阿尔茨海默病相关的神经元原纤维缠结，阿尔茨海默病是痴呆症最常见的形式。在大约一半的大脑中，我们发现了先前中风留下的或大或小的痕迹。在近1/5的大脑中，我们发现了所谓的路易体——异常的蛋白质团块，它是帕金森病和路易体痴呆的标志。但是，当我们将这些实验室发现追溯回每个人的记录时，在记忆、处理速度等测试中，我们只能解释大约一半的认知能力变化情况。换句话说，死亡后的大脑的病理学特征只能告诉我们一部分消息，即这个人死亡前几年大脑的功能情况。

当然，最大的问题是，为什么有些人会出现阿尔茨海默病的症状，而有些人不会？在某种程度上，遗传学起了作用。有些人不幸遗传了与阿尔茨海默病相关的高风险基因。但是研究者们在研究人类的数据时，也发现了许多影响人类大脑健康的关键生活方式因素。一些如健康饮食的生活方式因素可能有助于减少有毒物质的积累，这些物质会损害记忆和批判性思维能力。例如，拉什大学流行病学专家玛莎·克莱尔·莫里斯发现，富含浆果、蔬菜、全谷类和坚果的所谓的 MIND 饮食（一种健脑饮食）能显著降低人类患阿尔茨海默病的风险。她正在进行与这种饮食相关的临床试验。

但其他生活选择似乎增强了大脑应对疾病的能力，帮助其弥补一些精神活力的丧失。特别是，我们发现，志愿者一生中越是在身体、社交和智力上保持活跃，他们在晚年就越能抵抗阿尔茨海默病。

我们开始确切地了解为什么有些人的大脑具有这种抵抗力，这让我们有希望能够预防阿尔茨海默病——或者至少推迟一些人发病，让死亡先于疾病到来。从人类诞生之初到大约半个世纪前，死亡通常先于阿尔茨海默病到来，我们大多数人都没能活到担心神经退行性疾病发生的年纪。然而，随着人类寿命的延长，阿尔茨海默病变得越来越普遍，现在影响了美国 65 岁以上人口中的五百多万人，即大约每 9 个人中就有一个患者。预计到 2050 年，该病的确诊数量将增加 2 倍。我们的研究表明，我们或许能够避免，或者至少减轻这场即将到来的危机。事实上，从童年到退休，我们都可以做一些事情来使我们的大脑更不容易受到衰老和疾病的侵袭。

玛乔丽是怎么保持敏锐的

我第一次见到玛乔丽·梅森·赫弗南是在 2003 年 1 月，当时我刚开始在美国伊利诺伊州拉格兰奇公园的退休社区招募"记忆与衰老项目"的志愿者，该社区距离拉什大学 40 分钟车程。我不确定是什么原因让我们浪费这么长时间才在那里招募志愿者。它就在圣约瑟夫修女会的隔壁，这是我们第一个宗教团体研究地点，10年来我们一直在那里测试研究志愿者。

在玛乔丽报名参加了我们的研究大约一个月后，她来进行基线评估，我坐下来和她一起回顾检查结果。79岁高龄的她，身体状况极佳。在常用的会面认知能力测试——简易精神状态检查（MMSE）中，她获得了满分30分。事实上，她在我们给她的21项认知测试中，几乎都表现得非常出色。

在随后的7年时间里，玛乔丽证明自己是一个精力充沛的志愿者。她参加了一系列的子研究，包括大脑成像研究、行为经济学和决策制定研究。我们对她的认知能力进行了8次评估，她在MMSE中的得分几乎都达到了30分，除了84岁时的一次测试，降到了28分。2010年底，玛乔丽在家中安详地去世，享年87岁，她的儿子和两个侄女陪伴在侧。

和所有志愿者一样，玛乔丽慷慨地捐赠了自己的大脑用于研究。尸检时，她的大脑重1246克，对于女性来说这处于平均水平。她的大脑有轻度且广泛的组织损失，这是阿尔茨海默病和其他神经退行性疾病的典型症状，但也可见于健康的老年大脑。在显微镜下，她的大脑中有足够的 β-淀粉样蛋白沉积和 τ 蛋白缠结，符合阿尔茨海默病的病理标准。研究人员没有发现梗死区域（可指示中风的死亡组织区域）或路易体（帕金森病和路易体痴呆的标志）的迹象。简而言之，这些发现与中度阿尔茨海默病相符，这引出了一个问题：为什么玛乔丽的认知能力如此好？

答案可能藏在她的生平故事中，这个故事包含了许多我们研究指出的能够增强认知储备和阻止阿尔茨海默病的因素。首先，她受过良好的教育——1923年出生的她上了22年学，这是很了不起的。她的妹妹贝蒂·博曼在玛乔丽去世后也加入了我们的研究，后来转达说她和玛乔丽都在20世纪40年代毕业于芝加哥师范学院。

从我们收集的数据中，我知道玛乔丽在认知和社会活动上都很活跃。贝蒂后来形容她的姐姐是个"贪婪"的读书者，一天就能看完一本书。她告诉我，玛乔丽成立了一个读书俱乐部，而她和她已故的丈夫都参与了一个地方剧团。尽管经历了许多逆境，玛乔丽仍然保持着积极的态度，她埋葬了两个儿子和两任丈夫。

对玛乔丽的性格和幸福感的测试证实了贝蒂的描述。她在"生活目标"和"尽职尽责"方面得分很高，在神经质、焦虑、抑郁症状和伤害回避方面得分很低，伤害回避是一种包含害羞、过度担忧和悲观情绪的特征。尽管背部不好，玛乔丽并不是一个宅家的人，在我们的调查中，她在"生活空间"——衡量一个人活动范围的一个指标上得到了最高分。

将玛乔丽与我们的另一位女性志愿者玛丽进行对比会很有意思。玛丽也是在79岁时加入研究的志愿者，和玛乔丽一样，在

87 岁去世前完成了 8 次年度临床评估。玛丽的 MMSE 评分为稳定的 28 分，但在最后一次评估时得分下降到了 14 分。她在 81 岁时被诊断出轻度认知障碍，84 岁时出现痴呆症状，85 岁时被确诊为阿尔茨海默病。

在尸检中，玛丽的脑重为 1088 克，远小于玛乔丽的脑重。与玛乔丽的大脑不同，玛丽的大脑显示有三个小梗死灶的疤痕，尽管她没有中风史。但和玛乔丽一样，玛丽也有组织损失，符合阿尔茨海默病的病理标准。实际上，她的 β‑淀粉样蛋白沉积数量和 τ 蛋白缠结都比玛乔丽少。

尽管玛丽的阿尔茨海默病病理改变比玛乔丽少，但她还是遭受了进行性认知功能丧失，最终在去世时无法自理。是的，她的大脑里有几个小梗死灶，而且也可能存在遗传学差异。但我们再次在她的生平故事中找到了她认知功能下降的线索。玛丽比玛乔丽少接受了 10 年的教育，只完成了高中学业。她在认知活动、生活目标和生活空间的测量上得分较低，而在伤害回避、焦虑、神经质和抑郁症状方面得分非常高。

尽管目前所有旨在开发预防阿尔茨海默病疗法的努力都失败了，但这两位女性的比较让我们关注到了生活习惯的潜在保护作用。从早期教育到晚年社交活动的各个方面。玛乔丽和玛丽在阿尔茨海默病相关损伤程度上相似，但她们在生命最后几年的大脑功能却大相径庭。

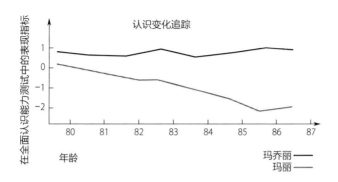

参与到这项研究中时，玛乔丽和玛丽每年进行一次全面认知能力测试。尽管大脑内表现出的阿尔茨海默病的病理学特征相似，玛乔丽的认知能力测试得分一直保持着高分，但玛丽的得分逐渐下降。

奠定基础

阿尔茨海默病并非急症。我的祖母出生于 1906 年 10 月，那时，人们更多担心的是传染病，而非与年龄相关的疾病。她出生后一个月，病理学家阿洛伊斯·阿尔茨海默向同事们介绍了一个新型老年痴呆病例，但同事们并未留下深刻印象，甚至没有提出一个问题。病人是一位名叫奥古斯特·戴特的中年女性，她没有梅毒（当时梅毒被认为是导致老年痴呆的主要原因）。因此，阿尔茨海默将其症状归因于他在尸检中观察到的脑神经细胞间独特的硬性斑块和细胞内纤维的异常缠结。

如今我们知道，这些经典特征是功能失调蛋白质的积累——

主要是 β–淀粉样蛋白沉积异常（表现为斑块）和 τ 蛋白缠结。然而，在阿尔茨海默病被发现后的几十年里，这种疾病及其神秘的病理学在很大程度上被遗忘了。直到 1968 年至 1970 年间，英国纽卡斯尔大学的病理学家伯纳德·汤姆林森爵士及其同事进行了一系列精心设计的研究，得出了一个重要见解：没有痴呆症状的老年人大脑中也常有硬性斑块和细胞内纤维的异常缠结。患有痴呆病的人只是有更多的硬性斑块和细胞内纤维的异常缠结，并且也更容易中风。这些发现表明，阿尔茨海默病可能比任何人意识到的都要普遍得多。

1976 年 4 月，当时就职于阿尔伯特·爱因斯坦医学院的神经学家罗伯特·卡茨曼在美国医学会的《神经病学档案》上发表了一篇具有里程碑意义的社论，宣布阿尔茨海默病是一种针对老年人的"主要杀手"。研究的闸门打开了，随着资金的涌入，全国各地的实验室开始获得资助。1984 年至 1991 年间，新兴的美国老龄化研究所资助了 29 个专门的研究中心，包括我们自己的研究中心。从一开始，我们的主要兴趣就是如何预防阿尔茨海默病。尽管这些努力还处于起步阶段，但我们希望能够开发出一种独特的方法。我们不仅限于研究潜在风险因素与阿尔茨海默病之间的联系，如其他人所做的那样，我们还考虑研究与大脑本身衰老相关的身体变化。

这一过程的一个巨大挑战是如何获取足够的大脑样本，特别是来自没有痴呆症状的人的大脑样本。然而，从治疗阿尔茨海默病的医院获得器官捐赠相对容易，因为有的患者家属会捐赠患者的大脑，从健康的老年人那里获取大脑样本要困难得多，因为他们还需要在生前同意进行多次检查。但我们深知，没有症状的人才是解开这个谜题的关键部分。在 1988 年的一项具有启示性的研究中，卡茨曼对 137 名遗体捐献者进行了尸检，他们曾经居住在同一家疗养院内。其中大约 50% 的捐献者生前曾被诊断为阿尔茨海默病。然而，在剩下的捐献者中，他发现，10 个人的大脑中都有与阿尔茨海默病相关的显著损伤，但这些人在全面认知能力测试中的得分却名列前茅。

卡茨曼指出，这组人的大脑重量更大，神经元更多。他提出，也许这些人有更多的大脑组织可以损失——这个想法激发了我们对现在所说的神经储备或认知储备的兴趣。

还有多少这样的人？有人能把"盈余"的心智储存起来吗？我们计划展开调查以找出答案，并从流行病学专家大卫·斯诺登于 1986 年创立的"修女研究"中获得灵感。"修女研究"追踪了近 700 名 75 岁以上的修女，她们中大部分人在死后捐献了自己的大脑。我们的计划是补充而非复制"修女研究"。在已故修女凯蒂·麦克休的帮助下，我们与全国各地的天主教团体建立了联系。到 1993 年，我们已获得资助，启动了宗教团体研究，要求所有志愿者在注册时同意去世后捐赠器官。4 年后，我们获得了额外资金，启动了"拉什记忆与衰老项目"，以研究普通退休人员。

我们精心设计实验，尽可能地避免对衰老和阿尔茨海默病的预设。例如，除年龄足够大和同意捐赠器官外，没有其他纳入或排除标准。我们询问志愿者的问题不仅涉及他们的饮食、睡眠和运动——这些被广泛认为会影响健康和衰老的因素，还询问他们的教育经历、音乐训练、外语能力、性格、社交活动、创伤经历、儿童时期的社会经济地位等问题。我们分析所有这些变量如何与大脑变化和痴呆症状相关，同时忽略传统的诊断标签。我们追踪人们认知能力的变化，结果表明，人的认知能力有时会有所改善，但大多数情况下会随着年龄增长而下降。我们还注意到变化的速度：有些人病情发展迅速，而另一些人则进展缓慢或根本没有进展。关键问题是：如何成为后者？

建立更强大的大脑

基于大量研究的结果，以下是你可以做的10件事来避免认知能力丧失和降低患上阿尔茨海默病的风险：

1. 接受良好的教育，学习第二语言和音乐课。避免情感忽视。
2. 参与定期的认知训练和身体活动。

3. 加强和维持社交关系。

4. 探索新事物。

5. 放松心情和快乐生活。

6. 避免受到消极的人影响，特别是亲密的家庭成员！

7. 认真负责。

8. 投入有意义的和目标导向明确的活动。

9. 保持心脏健康，对心脏有益的东西对大脑也有益。

10.遵循MIND饮食，包括选择食用新鲜水果、蔬菜和鱼类等。

你的大脑会反击

我的祖母活到近100岁，经常告诉我："衰老可不是闹着玩的！"鉴于我的专业是预防衰老和痴呆，她其实不需要告诉我两次。临床上，阿尔茨海默病可能是毁灭性的。它会逐渐剥夺人们的记忆力、语言使用能力、注意力和独立生活能力。我经常将这种日益严重的记忆问题比作生活中的编年照片相册从后往前一页页丢失——童年的记忆往往是最后消失的。最终，患者会失去大部分身体机能。幸运的是，也许很多人死于其他疾病，远远没有达到阿尔茨海默病的晚期阶段。好消息是，随着阿尔茨海默病的不断恶化，大脑会进行反击。像身体其他系统一样，大脑不会袖手旁观，它是最具有可塑性和适应性的器官之一，这种可塑性似乎构成了我们复原力的重要部分，也促进了认知储备库的形成。

为了更好地理解这一点，我们仔细研究了似乎具有真正认知持久力的人的大脑，尽管他们的大脑存在硬性斑块、中风迹象或其他损伤。与卡茨曼一样，我们发现这样的人往往有更多的神经元，特别是在蓝斑中。蓝斑位于第四脑室底部，脑桥前背部，是脑中合成去甲肾上腺素的主要部位，也是通常参与我们的压力和恐慌反应的区域。这一发现很有意义：大多数阿尔茨海默病患者最终会失去高达 70% 的蓝斑神经元。与美国哥伦比亚大学的精神病学专家威廉·霍纳合作，我们还发现缓慢下降者通常具有更高水平的特定蛋白质，如与突触功能密切相关的膜蛋白以及复合体 I 和复合体 II，这些蛋白质有助于在脑细胞间的突触或间隙中传递信息。

哈佛大学的神经科学家布鲁斯·扬克纳使用我们的样本发现了另一种有助于积极保护我们心智能力的蛋白质。这种被称为抑制元件 1- 沉默转录因子（REST）的蛋白质，在百岁老人的大脑中含量最高。扬克纳在动物研究中发现，REST 可以保护神经元免受氧化应激或 β - 淀粉样蛋白沉积异常等威胁导致的死亡。他的研究表明，更好的认知能力与高水平的 REST 在皮层和海马体（阿尔茨海默病中通常脆弱的区域）中的含量相关。当研究人员在小鼠中抑制 REST 时，这些动物开始出现阿尔茨海默病样神经退化的迹象。

拉什大学的神经科学家阿龙·布赫曼发现，脑源性神经营养因子（BDNF）的基因表达与认知下降速度较慢有关。此外，它还减轻了阿尔茨海默病对认知下降的有害影响。换句话说，对于每个单位的脑病理，具有高 BDNF 基因表达的人认知受到的影响较小。这表明增加的基因表达是对病理的反应。BDNF 在大脑神经元活动和突触可塑性中起着重要作用。

我们和其他研究人员继续寻找随着年龄增长有助于拯救我们心智的其他生化因素，同时，我们也在寻找其他导致心智受损的机制。最近，拉什大学神经科学家朱莉·施奈德在我们的研究项目中发现，我们收集的大脑中有一半以上含有 TDP-43 蛋白的异常团块，这种蛋白之前与额颞叶痴呆和肌萎缩侧索硬化（渐冻症）有关。近 10% 的大脑在海马体中也出现疤痕组织和大量神经元损失，海马体对记忆形成至关重要。

其他人观察到阿尔茨海默病患者大脑中存在慢性炎症的迹象，这可能支持将该疾病与感染联系起来的理论。此外，我们与马萨诸塞州总医院的神经科学家史蒂文·阿诺德合作，发现阿尔茨海默病与大脑中异常的胰岛素信号之间存在关联。

这种生物学上的复杂性对我们研究阿尔茨海默病的治疗和预防具有重要意义。我们与布里格姆妇科医院的神经科学家菲利普·德雅格合作，最近研究了与阿尔茨海默病相关的 25 种以上基因组变异与大脑不同类型异常之间的关系。我们发现，其中一些与阿尔茨海默病病理学相关，但一些则与其他类型的痴呆原因有关，如中风、路易体痴呆和海马体瘢痕等。

这种复杂性也意味着，要为药物治疗找到有意义的靶点极其困难。而且，由于大脑病理学与认知表现之间并不存在完全相关性，所以，任何针对这些生物过程的干预措施都不一定对症状产生重大影响。事实上，阿尔茨海默病的药物开发进展缓慢，且大多令人失望。

建立认知储备

随着研究的不断深入，关注预防阿尔茨海默病本身变得更有意义。在我们的工作中，我们专注于志愿者从童年到老年的各种经历，这些经历可以帮助我们建立认知储备库。也许确保大脑健康的最关键早期步骤之一是教育，这里所说的教育不仅仅是指正规的学校教育，还有其他类型的学习。心理学家弗格斯·克雷格及其同事估计，平均而言，双语能力可将阿尔茨海默病的发病时间推迟多达 4 年。心理学家罗伯特·威尔逊发现，第二语言训练和音乐训练与认知能力衰退速度变慢相关。

然而，教育与认知能力衰退之间的关系是复杂的。一般来说，认知能力衰退并不是以稳定的速度发生的。它从一个速度开始，然后在某个时间点突然加速。受教育年限长会推迟所谓的转变点，也许是因为学习得越多，大脑就锻炼得越强大。受教育年限较少的人往往一开始的基础能力就较低，并且更早地达到转变点。在转变点之前，两组人认知能力的衰退速度大致相同。有趣的是，尽管受教育程度较高的人的认知能力通常会在较晚的时间开始衰退，但一旦达到转变点，他们的认知能力衰退速度会更快。

在受过高等教育的人群中，这种认知能力的急剧衰退符合所谓的发病率压缩理论，该理论由美国斯坦福大学的詹姆斯·弗里斯教授于 1980 年首次提出。弗里斯的基本想法是，推迟疾病发生，并且减少一个人在生命最后几年里生病和残疾的时间，这是有可能做到的，也是理想的状态。对于像阿尔茨海默病这样的疾病来说，能够压缩发病率在情感和经济上都是极具价值的。这种疾病对患者和其家属都造成了巨大的伤害，家属通常要精心照顾患者，即使够寻求支持，所需费用也十分昂贵。所以，任何能让人多一年独立生活的办法，对个人、家庭和经济都有好处。在我们的志愿者中，受教育程度越高的人，他们整体上的痛苦时间越短。教育并不直接和目前测出的任何神经病理问题或保护性的神经生物学有关，但它好像能减轻疾病发展对人们认知能力的影响。一个人若是接受过多年的额外教育，那么在他大脑受损伤时，对抗能力就越强。这一点在我们的数据和圣保罗大学病理学家何塞·法费尔的研究中都得到了证明。

享受黄金岁月

如果你不会拉小提琴或不会说外语，也不用担心。早期教育经历并不是建立认知储备库的唯一途径。我们还发现，晚年生活中的一些因素也能让我们拥有更长久的健康生活。其中之一是通常被称为生活目标的东西，它是一种幸福感的衡量标准，指的是我们从生活经历中获得意义的心理倾向以及拥有明确意图和目标的能力。

心理学专家帕特里夏·波义耳基于量表测量了"记忆与衰老"项目中 900 多名志愿者的这一特质，这些人大多年龄在 70 岁至 90 岁之间。在长达 7 年的随访中，我们发现，在生活目标上得分较高的人比得分较低的人患阿尔茨海默病的风险低 50%。在类似的分析中，科学家发现，以组织性、自律性、可靠性和实现目标的驱动力为特征的责任感也为大脑对抗衰老提供了助力。在研究中，责任感得分在前 10% 的志愿者患阿尔茨海默病的风险降低了 89%。

除心理特质外，其他研究表明，我们的社交圈子大小也可以影响阿尔茨海默病对认知能力的侵蚀速度。具体来说，社交圈子大的人更能延缓一些最严重症状的发生。我们所说的社交网络不是指自媒体上的粉丝数量，而是指可以讨论私事的亲人和朋友。我们最初的想法是，也许社交圈子较大的人参与了更多的认知训练、体育锻炼和社会活动，但控制这些变量后，我们发现这种关联仍然存在。实际上，社交圈子大带来的保护作用，可能部分反映了能建立这样圈子的人的特点。简单来说，他们可能更擅长与人交往，因此拥有更多的社交认知资源可以依靠。

瑞典医生劳拉·弗拉蒂格里奥尼是第一个描述社交圈子与阿尔茨海默病之间联系的人。有趣的是，她还调查了人们对社交接触的满意度，并发现与孩子频繁但不满意的互动会增加痴呆风险。这让我想起了一个萨姆·莱文森的老笑话："疯狂是会遗传的，你会从孩子那里得到它！"

抛开幽默不谈，科学家调查了负面社交互动，在调查中，他们密切追踪了 529 名志愿者。这些人在研究开始时都没有痴呆症状，但根据弗拉蒂格里奥尼的发现，在平均近 5 年的时间里，那些经常感到被忽视和拒绝的人，更有可能出现认知障碍的迹象。

所有这些影响因素背后的中心主题是"积极参与"。很多研究都发现，多动脑、多锻炼、多社交都能降低得阿尔茨海默病的风险。拉什大学的布赫曼甚至还给近 1000 名志愿者手腕上戴了动度仪（就像计步器一样），来测他们的身体活动。这个仪器不仅能记录正式的锻炼，连打牌、做饭这些活动都能记下来。他的研究结果显示，活动最少的那 10% 的人（也就是动得最少的人），跟研究里动得最多的人比起来，后来得阿尔茨海默病的可能性更大。这给我们所有人的一个启示就是：得动起来。

另一种与世界互动的方式是走出去。流行病学专家布莱恩·詹姆斯测试了近 1300 名志愿者的"生活空间"，这些志愿者在研究开始时都没有痴呆症状。他们测量了志愿者在过去一周内的活动范围：他们是否离开了卧室、前廊或院子？他们是否走出了自己的社区？还是走得更远，离开了城镇？大约 4 年后，他们发现，那些活动范围受限的人与活动范围大的人相比，患阿尔茨海默病的可能性是其两倍多。这一差异是走出去的动机造成的，还是走出去后你做的事情造成的呢？

我们希望，在未来几年里，随着我们的样本量增加以及我们研究手段的不断进步，我们会发现更多让大脑抗衰老的线索。当我去探望我的祖母时，她总会问我："那么，大卫，还在研究阿尔茨海默病吗？"

"是的"我会回答。"还在检查旧大脑，试图找出保护我们不受记忆衰退影响的原因。"她总会接着说："发现什么了吗？"

"当然，"我会说，"一点点。"

然后她会靠过来，指着养老院里的几个人，低声说："你最好快点！"她说得对。

运动改造人体

莎莉·S. 巴苏克 (Shari S. Bassuk)
蒂莫西·S. 丘奇 (Timothy S. Church)
乔安·E. 曼森 (Joann E. Manson)
赵　瑾　译

　　人人都知道生命在于运动，但只有很少人意识到，保持活跃的生活状态，其实是我们大部分人都能够做到的，而且也是我们改善或保持健康必做的头等大事。定期运动不仅能够降低罹患心脏病、中风及糖尿病的风险，还能预防某些癌症，改善情绪，强健骨骼，强韧肌肉，提高肺活量，减少跌倒及骨折的风险。同时，在一定程度上也可以帮助人体维持健康体重。而上述这些都还只是我们比较熟悉的一些运动的益处而已。

　　在过去的几年中，该领域的研究发展迅速，对于运动给健康带来益处的研究也日益深入。体育锻炼似乎还能够提升大脑功能（特别是专注力、组织和计划的能力），减轻某些个体的抑郁及焦虑症状以及提升免疫系统抵抗某些癌症的能力。此外，研究人员已不再局限于描述定期体育活动对于健康的明显益处，而开始在细胞分子水平上详细研究体育锻炼给动脉粥样硬化患者和糖尿病患者带来的正面影响。

许多研究体育锻炼如何影响人体各种系统（心血管系统、消化系统、内分泌系统以及神经系统等）的项目发现，运动的益处是使身体的很多方面都得到了中小幅度改善，而非对特定细胞组织中少数生理过程的大幅改变。

研究人员还发现，并非只有成为铁人三项赛运动员才能从锻炼中获益。20 年前，预防医学专家几乎只关注高强度运动对于健康的助益。如今，他们也开始强调经常进行中强度运动的益处。在进行中强度与高强度锻炼对健康助益的比较研究后，基于研究数据，《美国人体育锻炼指南》建议公众，每周进行至少 30 分钟的中强度运动（如快步走）5 次或以上，或者每周进行一次 75 分钟的高强度运动（如慢跑），并且每周进行至少两次 30 分钟以上的肌肉强化训练。

对于这些发现进行进一步的仔细分析，可以让我们认识到体育锻炼是如何在不知不觉中保护我们的身体，并保持其正常运转的。

即时效应

为了全面地理解这些新的发现，我们先来了解一下身体如何应对增加的生理需求。对于不同的个体，体育锻炼可能意味着完全不同的运动。从滑冰到游泳再到沙滩漫步，体育锻炼的形式多种多样，运动强度也各不相同。例如，有氧运动会显著提高肌肉的需氧量，这就需要肺部进行高强度的工作。它对健康的助益是人们最为了解的。但是其他保持在原地不动的锻炼，如举重或平衡练习，也有它们的益处。

科学家们已经研发了一套严谨的方法，在实验室中测量有氧运动的强度。还有一种能够在实验室外有效测定运动强度的有效方法，那就是进行交谈测试。当体育活动达到中等强度时，你的心跳开始加速，呼吸开始加重。只要你还可以边运动边说话或背诵诗歌，那么你的运动强度就还处于适中水平。如果你运动时一次只能说一两个字，那么你的运动强度就很大了。如果你运动时还能唱歌的话，那么你的运动强度就十分轻微了。

无论人体什么时候开始加快步伐，神经系统都会将身体的各个器官调整到相应的运动状态。在运动开始时，个体可能会注意到自己的感知力变得更敏锐，心跳加速和呼吸加重，身体开始轻微出汗。随着运动强度不断变大，人体的胃肠道和肾脏这类非运动必需的器官内血流量开始减少。同时，运动肌内的血管开始扩张，以确保肌肉组织中供氧充足，达到最佳工作状态。

进入肌肉细胞中的氧气，会进一步渗入一种叫作线粒体的细胞器中，它们利用氧气来为细胞制造能量。人体将较大的食物颗粒消化吸收，分解成葡萄糖分子，作为线粒体产能过程的基本燃料。在线粒体中，氧气促使葡萄糖分子发生一种高效产能的氧化反应。在有氧条件下，线粒体中葡萄糖分子的产能效率比无氧条件下高出近20倍。

身体首先利用的是以糖原形式存在于肝脏和肌肉组织中的葡萄糖分子。但随着运动的进行，体内可用的糖原很快被耗尽，甘油三酯（一种脂肪）分子成为主要的能量来源。所有这些体内的氧化反应，都会产生一些副产物，如乳酸和二氧化碳。这些副产物会从肌肉组织渗入血液，并通过血液流到身体的各个部位。这些副产物水平的升高会促使大脑、肺和心脏等发生一系列生化反应，更有效和更轻松地将这些废物从体内清除。

一旦体育活动成为一种习惯，运动对身体的好处就真正开始积累起来。身体开始习惯体育活动所增加的各种生理需求，个体的耐力随之提高，而身体也变得越来越健康。举例来说，每次呼吸的加深，肺部所处理的氧气量增加，心脏泵出的血液量也会增加。当个体的体育活动量达到或超过美国政府的建议标准后几周内，通常就会出现这些适应性的生理反应，而这些生理反应还会使人体产生一些生理变化，使个体健康得到长期的改善。

分子变化

体育锻炼对于人体各方面的影响，迄今已积累了庞大的研究数据，从对各个主要器官系统的影响，到对多种基因活性的影响。但是我们在本文里关注的是一些新发现的机理，它们能帮助解释为什么体育锻炼可以拓展我们的认知能力，提升我们控制血糖的能力，增强我们的心血管系统。在运动所带来的益处之中，这些变化对于我们日常生活质量的影响是最大的。

运动员们早就发现运动可以提升他们的情绪，改善他们的心理健康。然而直到 2008 年，科学家才终于能够直接测量所谓的"跑步者的快感"——这是一种长时间运动后，个体所感受到的愉悦感。他们发现，在长跑过程中，人的大脑会释放出更多的内啡肽（一种能产生愉悦感的类鸦片激素），而且这种物质会作用于大脑中掌管强烈情绪的区域（以前的研究只发现血液中内啡肽含量的增加，而并没发现这与大脑中的变化相关）。

最近，研究人员开始关注运动产生的大脑化学变化以及它们是如何提高人们的专注力、思维和决策能力的。2011 年，一项对 120 位 60~70 岁老年人所进行的严谨科学实验显示，运动会增加大脑中海马体的体积。海马体中受运动影响的部位其实正是掌管人们对熟悉环境记忆的部位，同时它也是大脑中少数几个能够产生新的神经细胞的区域之一，至少在大鼠中如此。新的神经细胞被认为有助于个体区分相似的不同事物。动物研究还进一步显示，运动可以提高脑源性神经营养因子的水平，而这种化学物质正是诱发新的神经细胞生长的分子。

目前，多项科学研究正在挑战我们对于运动预防心脏疾病的认知。最初，科学家们认为日常锻炼之所以能够降低心血管疾病的患病风险，主要是通过降低血压和减少血液中的低密度脂蛋白（也被称为坏的胆固醇）含量，提高高密度脂蛋白（好的胆固醇）含量来实现。这个结论其实只讲对了部分原因。运动确实能够显著降低一些人的血压，但对于大多数人而言，运动的这一益处并不明显。而且，通过运动特别是负重训练一类的阻力锻炼来提高血液中高密度脂蛋白的含量，即使是只提高几个百分点，也需要好几个月的时间。

进一步的研究显示，运动对于低密度脂蛋白的影响，更重要的是改变其分子特性，而非降低其在血液中的含量。从严格意义上来讲，低密度脂蛋白并不等同于胆固醇，它其实是胆固醇在血液中的载体，就好像运载货物的货车一样。低密度脂蛋白颗粒也有多种不同的大小，就像运载货物的可以是面包车，也可以是大货车一样。

在过去的几年中，越来越多的科学家发现，分子较小的低密度脂蛋白特别危险。例如，它们容易释放出电子，在血管中横冲直撞，破坏其他分子和细胞（可以把它想象成由疯狂司机驾驶的货车）。而分子较大的低密度脂蛋白则稳定得多，它随着血液流动，不会撞到任何东西（就好像由专业司机驾驶的大货车）。

目前的研究显示，运动可增加血液中较大的、更安全的低密度脂蛋白的含量，同时降低较小的、更危险的低密度脂蛋白的含量。运动能够增加脂肪和肌肉组织中的脂蛋白脂肪酶活性，从而改变较大和较小低密度脂蛋白的比率。如果两个人运动的程度不同，即使他们血液中的胆固醇水平相同，他们罹患心脏疾病的风险也会大相径庭。久坐不运动的人体内可能存在大量小分子的低密度脂蛋白，而经常运动的人血液中则可能是大分子的低密度脂蛋白占多数。即使这两个人的胆固醇水平完全相同，前者心脏病发作的风险也可能是后者的数倍。

定期运动还能对血液中的另一种重要成分——葡萄糖产生正面的影响。无论是在平静状态下还是运动时，肝脏、胰脏和骨骼肌（转动头部、手臂、腿和身体的肌肉）通常会合作无间，以确保身体各部位获得所需的糖分。运动无疑会增加人体对骨骼肌的要求，骨骼肌也就会需要更多葡萄糖来满足这些要求。长期来讲，运动还会促使肌肉纤维更有效地利用葡萄糖，这样会使肌肉纤维更强壮。

当身体发出需要更多能量的信号时，肝脏会马上把糖分子释放到血液中，而胰脏则会分泌胰岛素，指示细胞吸收血液中增加的葡萄糖。

当体育锻炼成为日常习惯时，人体的肌肉组织对胰岛素的敏感性就会提高。这就意味着胰脏不必如此辛苦地运作，就能保持机体内血糖稳定。这对于糖尿病患者具有特别的意义，因为他们要保持一个正常血糖值十分困难，这在很大程度上是由于他们对胰岛素产生了耐受性。而且，胰岛素同时也会促进细胞的增殖（快速产生新细胞），因此，高浓度的胰岛素会增加罹患乳腺癌和结肠癌的风险。

最近，研究发现体育运动还能促进另一种吸收葡萄糖的途径，这种途径不依赖胰岛素。这种不依赖胰岛素将葡萄糖从血液之中移出，并转移到肌肉细胞的途径，可能为糖尿病的治疗开辟一个新的方向。

有趣的是，进行多种不同运动的糖尿病患者，似乎从运动中获益更多。两项大型的实验发现，将有氧运动与阻力训练结合，比单独进行一种运动更有助于控制人体的血糖水平。但是，第一项研究由于其实验设计的关系，无法确定参加有氧和阻力结合训练的测试个体比参加单项运动的测试个体受益更多，到底是由于同时进行两种运动的关系，还是其运动的总时间较长的原因。于是，科学家丘奇决定针对这一问题，展开第二项实验。他将262位久坐不运动的糖尿病患者分成4个小组：有氧运动组（在跑步机上行走），阻力训练组（坐姿划艇、腿推举等运动），综合组（结合有氧运动和阻力训练的运动）及对照组。

在实验进行的 9 个月时间里，每个实验组的个体进行体育活动的时间和强度都大致相当（每周大约 140 分钟）。所有参与实验的个体腰围都有所减少，而且进行了有氧运动的两组人都变得更健康了。但只有综合组个体的血液中糖化血红蛋白的含量有显著下降，糖化血红蛋白浓度可以反映过去几个月平均血糖水平。两种运动的叠加效应暗示，有氧运动和阻力训练对于身体的影响机制不尽相同。目前，很多研究人员都在积极探索其中缘由。

运动还能通过促进产能的线粒体的形成，来增强肌肉组织。日常的体育锻炼会使肌肉细胞产生一种叫作 PGC-1α 的蛋白质，这种蛋白质会促使细胞大量制造新的线粒体。细胞内的线粒体越多，细胞利用葡萄糖产能就越多，从而增加肌肉强度，抵抗肌肉疲劳。

体育运动的益处

大多数人都不知道，经常进行中等强度的体育运动，能够完全改变我们的身体。下图展示了一些比较不为人知的运动益处：从大脑中的神经联系到四肢的主要肌肉和骨骼，都能从运动中受益。

神经系统

体育锻炼能够改善人的认知功能。研究显示，结合有氧运动、力量和柔韧性训练的体育活动特别有助于老年人锻炼其大脑的组织、计划功能及专注力。

内分泌系统

运动能够改善身体对于胰岛素的反应性，并且增加人体内另一种激素——脂联素的水平。这些改变能够降低罹患糖尿病及其他代谢疾病的风险。

免疫系统

定期进行体育运动能够预防身体内的炎症反应，然而过度运动却会降低身体对于病菌的抵抗能力。

癌症

体育活动可以降低罹患乳腺癌、直肠癌和其他恶性肿瘤的风险。

肌肉骨骼系统

负重练习和平衡训练有助于预防骨折与跌倒。有氧运动则能通过提高肌肉运动效率，来减轻日常的疲乏感。

遗传学

科学家正在研究体育活动所引起的基因活性变化。虽然这些变化通常不大，但却在各种细胞中普遍存在。

久坐的危害性

既然中等强度的体育运动对身体有如此多的好处，你可能会以为每个人都会系紧鞋带，开始出门运动了。事实是，大多数美国人没有达到每次半小时、每周 5 次以上的中等强度运动。只有 52% 美国成年人达到《美国人体育锻炼指南》中有氧运动的指导标准，仅有 29% 的人会完成每周 2 次、每次 30 分钟的肌肉训练。也就是说每 5 个美国人中，只有 1 个达到了《美国人体育锻炼指南》中推荐的有氧运动与阻力训练的锻炼标准。

要想一下子改变人们久坐不运动的习惯并非易事，因此科学家们开始研究强度较轻、时间较短的运动是否也对健康有好处。他们希望，肯定的研究结果能够促使那些成天蜷缩在沙发里的人尽量多动一下。到目前为止，初步的研究结果显示，即使是最小量的日常运动也有助于延年益寿。2012 年，对于 65.5 万美国成年人 10 年的跟踪调查数据分析发现，每天仅花 11 分钟进行休闲活动的个体，其 40 岁之后的预期寿命也比不爱动的个体长 1.8 年。无可否认，那些达到锻炼标准的个体寿命更长，他们的预期寿命比不爱动的个体长 3.4 年。而那些每天进行 60~90 分钟体育活动的个体，其预期寿命更是比不爱动的个体长 4.8 年。

即使是最小量的运动也有好处。而且，我们全面审视迄今为止的运动研究后，结果显示，如果增加运动量，大多数人会在其中受益。举例来说，如果他们通常进行轻度运动，就适当进行中强度运动；或者如果他们通常进行中强度运动，就增加短时间的剧烈运动。但是，对于现今坐在办公室里的知识型工作者来说，最坏的消息是，就算你也进行了少量高强度的训练，每天坐上六个多小时也是有害的。这是坐着这个姿势本身的原因，还是与久坐不动造成的缺乏运动有关，还是个未知数。

鉴于越来越多层出不穷的证据证明了体力活动对健康的好处，启示是明确的。定期进行长时间运动——将强度级别控制在安全范围内——需要成为每个人的日常习惯，而整个社会需要形成锻炼的风气。锻炼应该像现在人们一出门就跳进汽车里那样常见。

我们强烈建议，医生和其他卫生保健工作者在人们来进行常规检查时，在处方上写上"定期运动"。此外，在现今社会，人们常常久坐，但也有一些行为模式，公共卫生运动和城市设计的变化是有利于人们增加体力活动水平的，我们建议应该对这些有利于人们增加体力活动水平的因素进行更深入的研究。

有效延缓衰老带来的记忆衰退

雪莉·范（Shelly Fan）
王　瑜　译

衰老的悲剧之一便是记忆力的缓慢但持续的衰退。电话号码转眼就忘？购物清单上的重要物品记不住？打开门却忘了为什么？超过半数的 64 岁及以上的成年人表示有记忆力方面的苦恼。对我们许多人来说，这些健忘的时刻是大脑结构和功能正常变化的结果，而不是痴呆的迹象，但是，这些健忘时刻不可避免地会困扰我们每个人。

幸运的是，科学家们正在设计干预措施，以帮助老年人保持思维敏捷。一种流行的方法是通过借鉴记忆大师的训练来教老年人记忆术，这些记忆术也就是一些小技巧，比如利用节奏、图像或空间导航来帮助他们更好地记住和回忆新的信息。

到目前为止，使用最广泛的记忆术是位置记忆法，这是一种古希腊时期就发明的技巧。它的核心是在脑海中构想一条熟悉的路线，比如穿过你童年的家或上班的路。然后，你沿着这条路线走，并想象把需要记住的东西放在沿途显眼的地方。这些图像越离奇、越古怪，就越容易帮你记住。当你需要回忆这些东西时，只需在脑海中重走一遍这条路。这些位置就像钓鱼线一样，能"钩住"记忆，并帮你把它们拉到表面。虽然位置记忆法常用于记住物品、数字或名字，但它也被用来帮助抑郁症患者存储快乐记忆的片段，这样他们在压力大的时候就能轻松地回忆起来。不过，随着年龄的增长，大脑对训练的适应性会逐渐减弱。尽管如此，很多研究都表明，位置记忆法能有效减缓正常衰老过程中的记忆力衰退，但为什么会这样一直是个谜。直到最近，关于这个问题的研究才有了新的突破。

让大脑"增厚"的奇迹

2010 年，一支挪威的研究团队开始探索位置记忆法是如何引发神经可塑性的显著变化的，特别是它如何影响大脑宏观结构的变化。他们邀请了 23 名平均年龄为 61 岁的志愿者，由专业教练带领，进行了一项为期 8 周的密集训练。训练结束时，这些志愿者竟然能在不超过 10 分钟内，使用位置记忆法按顺序记住 3 组各含 30 个单词的列表。与此同时，研究人员还选取了一个与实验组年龄、性别和教育程度上都相同的对照组，在 8 周内过着与平常一样的日子。

在最终测试中，研究人员给两组志愿者出了一个难题：他们先快速展示了一个包含 15 个无相关性单词的列表，每个单词只展示一秒钟，然后要求志愿者按顺序记住这些单词。接着，研究人员又展示了一个包含 30 个单词的新列表，其中 15 个是之前展示过的，另外 15 个是全新的。他们要求两组志愿者不仅要选出之前展示过的单词，还要指出这些单词在第一个列表中的位置。由于第二项任务特别需要空间识别能力，研究人员认为，接受过位置记忆法训练的志愿者在这项任务上应该会有更好表现。

不出所料，受过位置记忆法训练的志愿者平均能够正确写出超过 6 个单词及其所在的位置，显著高于没有经受过训练的志愿者；相比而言，两组志愿者挑选出正确单词的个数（不计位置）则相差无几。此外，利用核磁共振图像扫描，研究人员吃惊地发现，志愿者在受训前后其大脑发生了极大的形态学改变。具体而言，接受了位置记忆法训练的志愿者右侧梭状回和右侧眶额皮层出现了显著的增厚。而这两个位置，参与了抽象视觉记忆的形成。此外，增厚的程度与记忆能力的提高存在明显的正相关联系：增厚程度越明显，记忆表现越好。

而对照组的右侧梭状回和右侧眶额皮层则出现变薄的趋势。这可能是由正常衰老过程中皮质萎缩所导致的。在此之后，来自同一研究小组的另一项研究表明，位置记忆法也有助于保持白质的结构完整性。白质由神经细胞的髓鞘轴突组成，这是不同脑区之间进行信息交流的高速公路。

初步调查表明，老年人在学习使用空间图像来处理语言信息时，其大脑仍然具有惊人的适应能力。尽管这些研究很有趣，但科学家们也只是浅尝辄止，原因有二，其一，志愿者是通过回答报纸上的广告而自行选择的，且样本量较小，因此不能轻率地将其推广。其二，这些变化可能只是反映了认知载量有所增加，而不是位置记忆法本身的作用。然而，与其他记忆术相比，即使在没有后续练习的情况下，位置记忆法的好处也往往在初步训练后依然存在，这强烈表明，该方法长期有效的原因是大脑发生了结构性变化。

重塑大脑

结构的变化并不一定导致功能的变化。为了直接评估经过位置记忆法训练后大脑是否运作方式有所不同，两组研究人员决定研究大脑的活动模式。在 2003 年的一项研究中，瑞典科学家招募了一些 20 多岁和 60 多岁的志愿者，并使用正电子发射断层扫描来追踪他们在采用位置记忆法记忆一系列随机单词时大脑活动的变化。经过几次训练后，所有年轻志愿者记住的单词比他们最初测试时多了大约 4 个，但只有一半老年志愿者可以做到有所改善，年轻人在测试中的平均表现程度更好。

那些有进步的人在编码过程中枕顶叶皮层和左楔后叶皮层的活动增加。这些大脑区域与空间心理可视化和导航有关。此前，在世界级记忆冠军自发使用位置记忆法进行记忆任务时，也发现了类似的激活模式。这表明，观察到的变化实际上是采用位置记忆法的结果，而且不管年龄大小，大脑在编码新记忆的方式上仍然能够发生质的变化。后来的一项使用功能性磁共振成像的研究证实了这些结果，并进一步发现梭状回和舌回也参与了记忆编码。

然而，如何解释有半数的老年志愿者，在经受训练后，没有表现出记忆力的提升呢？一个线索是他们在测试期间完全没有激活与位置记忆法相关的大脑区域，这促使研究人员思考这些志愿者在实验过程中是否使用了位置记忆法。事实证明，他们没有！随后的非正式访谈透露，许多老年志愿者觉得在实验严格的时间限制下，很难将地点与单词联系起来，因此感到沮丧并放弃了。这似乎是一种普遍的反应：最近一项涉及 700 多名接受过记忆训练的老年人的研究发现，在跨度 5 年的一系列后续课程中，只有 25% 的人在初步学习后继续努力尝试使用位置记忆法。

尽管位置记忆法对许多人来说是一种有前景的技术，但对于老年人来说却特别困难，因为他们不太能够生成和依赖由独特地标组成的心理地图。那么，有没有办法降低学习位置记忆法的门槛呢？

记忆法革命

2012 年初，加拿大的一组研究人员对古老的位置记忆法进行了创新和改造。受第一人称射击游戏《半条命 2》的启发，研究人员构建了几个详细的虚拟现实环境作为地点，而不是让位置记忆法学习者自己生成。这种技术违背了长期以来的规则，即地点需要对个人有意义，该方法才能奏效。

但这一尝试取得了成效。研究人员让 142 名本科志愿者只花5 分钟探索虚拟环境，然后要求他们记住 110 个不相关的单词。在任务开始之前，研究人员教 2/3 的志愿者如何使用位置记忆法，并要求其中一些人选择一个熟悉的环境作为他们的地点。同时，研究人员还告诉这组剩下的志愿者使用他们刚刚导航过的虚拟环境。另外 1/3 的志愿者没有接受任何关于记忆技巧的具体指导。

两组使用位置记忆法的志愿者的表现都优于对照组。他们的回忆准确率提高了 10% 到 16%，而使用虚拟环境的志愿者的表现与那些被要求自己生成地标的志愿者一样好。有趣的是，这两组志愿者都报告说，他们在任务中有时会使用自己更熟悉的记忆方法。然而，与使用传统位置记忆法的志愿者相比，使用虚拟环境的志愿者更容易接受这种记忆法，这表明新的方法的确是更容易被掌握的。

将年轻人的数据外推到老年人群需要谨慎，但研究人员仍持乐观态度。他们想了个办法，用软件创造很多不同的环境，这样老年人就可以根据自己的学习能力和想记的东西，来调整每个环境的丰富度和主题。一位来自比利时的年轻科学家有着宏大的梦想。在 2013 年的一场演讲中，卡斯珀·博曼斯描述了这样一个场景：使用虚拟现实技术复制阿尔茨海默病患者的家，帮他们用位置记忆法"存住"亲人的面孔。研究人员还希望，把位置记忆法和其他认知训练，比如逻辑、推理、组织和注意力等训练结合起来，必要的时候使用抗痴呆的药物进行干预，从而减缓甚至阻止我们老年时记忆力的衰退。

大脑训练的科学真相

丹·赫利（Dan Hurley）

刘伟伟　译

　　你是否看到过这样的新闻：大脑训练是一场骗局，它被过分地吹捧，但是对此的研究却远远不足，比玩《愤怒的小鸟》更浪费时间。

　　这则 2016 年发布的新闻要点在于，当时美国最著名的大脑训练公司——Lumosity，因为在广告中夸大其词，被联邦贸易委员会（FTC）罚款 200 万美元。70 多位神经学家表明，他们反对这些新兴的脑力游戏行业毫无根据的说法，15 个月后，FTC 对这家公司采取了处罚措施。2018 年 7 月西蒙·麦金发表文章总结道：尽管被广泛地推崇，但是目前几乎没有任何证据表明脑力训练游戏可以轻易地增强认知功能。进行脑力训练，很容易显得卓有成效，但这实际上是因为被训练者在游戏中的表现必然会随着训练次数的增加而提高，即熟能生巧。

这就是全部吗？对于大脑的游戏训练，只是提高该游戏的技能，而几乎没有现实意义吗？新兴的科学总是充满争议的，许多著名的科学家进行了很多研究，确实没有从这种训练中找到其对大脑有任何实质性的益处。然而，在 2018 年针对大脑训练的"共识"声明发布后不久，其他 120 多位科学家签署了一份回应，引用了 132 项已发表的研究，表明大脑训练确实有效。

没有人声称通过大脑训练能把一个平平无奇的人变成莎士比亚或者爱因斯坦，但是，有大量证据表明，基于计算机的大脑训练可以给某些群体带来真正的好处。最值得注意的是，它能将老年人发生车祸的风险降低一半；减少精神分裂患者基本认知能力的丧失率和改善注意力不足以及促进肿瘤康复儿童的工作记忆。在新闻报道的焦点之外，世界各地的医疗机构一直默默地、长期地为此类群体的大脑训练，建立越来越强大的案例库。这些医疗工作者在医学期刊上发表了数百篇随机安慰剂对照的临床试验论文。

这些医疗工作者担心，类似于招致美国联邦贸易委员会（FTC）愤怒的那些不正当说法，会玷污这一领域，导致他们的研究结果也被全盘否定。"作为一名倡导者和研究人员，我为那些目前没有其他可行办法的孩子们感到沮丧，听到有人攻击大脑训练，我感到很沮丧，"心理学家克里斯蒂娜·哈迪说道。她在华盛顿特区附近的美国国家儿童健康系统为儿童癌症幸存者进行治疗（她报告称自己与任何大脑训练公司都没有财务关系）。"科学是有希望的。我们有充分的理由对这一方法持乐观态度。"

老龄化，干预和独立

我们首先应该弄明白一件事：目前没有任何证据能够证明大脑训练能阻止或者延缓阿尔茨海默病的进程。即使是对于阿尔茨海默病的前兆——轻度认知障碍，也没有明确的改善或延缓证据。但在 2018 年召开的一次医学会议上，科学家的一项新研究可能改变这些结论的研究。

有大量证据表明，物理训练，尤其是阻力训练，可以增强老年人的脑力和体力。正如 2015 年芬兰研究人员发表在《柳叶刀》上的一项随机对照研究论文中所说的那样，健康饮食与锻炼相结合，会提升人类的认知能力。让我们聚焦最简单的干预：只需要 10 小时的总训练时间，任何人都可以进行计算机化的大脑训练。

2014 年发表的一项针对老年人的研究论文尤为惊人，该研究涉及美国 6 个城市的 2832 名志愿者，在研究开始时他们的平均年龄为 73 岁。美国约翰斯·霍普金斯大学的一个研究小组将这些志愿者随机分配到 3 种不同类型的大脑训练小组，或是一个无接触的对照组。训练小组分别以记忆力、处理速度或推理能力提升为目标。每个小组都完成了一系列任务，这些任务本质上是通过逐渐增加难度的挑战来锻炼这些技能。志愿者完成了 10 次每次一小时的训练课程，甚至还完成了 4 次加强课程。

接受记忆力训练的人没有任何收获，但是那些接受过推理或处理速度训练的人确实从中获益。整整 10 年后，这个小组的人在这些功能上的表现仍然优于对照组。2016 年夏季在阿尔茨海默病协会年会上公布的初步研究结果显示，那些接受过一些加强课程的人在 10 年后被诊断为阿尔茨海默病的可能性降低了 48%。如果这个研究在评审期刊上通过同行审议，这可能会改变该领域的研究格局。

这项名为"ACTIVE"（老年人独立生活高级大脑训练）的研究发现，最有效的计算机化训练是针对处理速度的训练，尤其是一款挑战人们"有用视野"的游戏。在极短的时间内，玩家会在电脑屏幕中央看到两个外观相似的物体，同时在屏幕远端看到第三个物体。挑战在于正确识别出哪两个物体位于中央以及屏幕边缘的物体具体在什么位置。游戏开始时很简单，但随着图像闪过速度不断加快，难度也会增加。然而，几乎所有人在几天或几周内都能在高速下做出更准确的判断。

心理学家卡琳·鲍尔在 20 世纪 70 年代首次提出了这项训练。2010 年，鲍尔及其同事对 908 名老年司机进行了一项研究，他们发现 10 小时的训练可以在长达 6 年的时间里将志愿者的车祸发生率降低一半。研究还表明，这种训练可以帮助老年司机在遇到意外障碍物时做出快 0.4 秒的反应。"我把它比作在高速公路上看到一头鹿穿过你面前和看到它撞碎你挡风玻璃之间的区别。"美国爱荷华大学专门研究老年病的专家弗雷德·沃林斯基说道，他曾参与过鲍尔的"有用视野"游戏的研究。

研究结果令人印象深刻，这引起了美国汽车协会和一些汽车保险公司的兴趣，他们正免费提供或打折提供这种训练。"在过去的 40 年中，我一直致力于研究这个，"鲍尔说，"我非常惊讶，首先，我们取得了如此大的进步；其次，这种进步持续了很长时间。"在另一项研究中，她发现，参加同样 10 小时"有用视野"训练的志愿者在 5 年后出现抑郁症状的可能性也降低了 30%。

但"有用视野"游戏并不是唯一一款被证明能改善或至少保持老年人认知能力的游戏。2015 年 11 月，伦敦国王学院的科学家和他们的同事发布了一份报告，这份报告基于一项为期 6 个月的在线实验数据，实验涉及了 2912 名 60 岁以上的成年人。实验结果显示，那些被随机分配到接受推理或一般认知能力训练的志愿者，在完成与他们之前练习过的不同的推理任务时，表现得更好。他们还表示自己更能胜任日常生活中的基本活动。最有趣的是，训练的效果与投入的剂量成正比，也就是说，人们训练得越多，他们的表现就越好。

工作记忆训练

另一个研究热点是利用电脑游戏来帮助那些注意力有缺陷的儿童和成人。这些游戏的主要目标是提升工作记忆能力，也就是让你同时记住并处理好几件事情的能力，就像你可以一边走路一边嚼口香糖，这时，大脑需要同时处理两种活动一样。比如，当你读到一段话的结尾时，你需要用工作记忆来回想起这段话的开头，或者进行心算。工作记忆对于学习、思考和理解都非常重要。

过去，人们普遍认为一个人的工作记忆能力是固定不变的，但 2002 年，瑞典卡罗琳斯卡研究所的认知神经科学家托尔克尔·克林伯格进行了一项小规模的研究，发现工作记忆也许是可以提升的。他设计了 4 项任务来锻炼孩子们的记忆力，比如听一串数字或字母，然后倒序回忆出来。经过总共 10 个小时的练习，这些游戏对他们的工作记忆提出了越来越高的挑战。结果，那些被诊断为注意缺陷多动障碍（ADHD）的儿童，在其他没有训练过的工作记忆能力测试中也有了明显的进步。

自此以后，关于成人和儿童的工作记忆能力训练研究论文已在科学文献中发表了 200 多篇。并非所有研究都表明了其益处。2013 年的一项分析总结道："目前的研究结果，对工作记忆能力训练计划的临床相关性及其在促进正常发育儿童和健康成人认知功能方面的效用都提出了质疑。"

然而，2015年荷兰研究人员进行的一项分析发现，对于有
学习障碍的儿童和青少年而言，训练确实带来了好处。另一项于
2015年进行的，涉及注意缺陷多动障碍或其他工作记忆能力障碍
的儿童或成人的研究发现，"训练对日常生活中的注意力不集中
有持续性效果"。

癌症与认知

许多女性乳腺癌患者在接受化疗后，称自己出现了"化疗
脑"的精神迷雾，表现为思维和记忆问题。2015年10月，研究
人员发表了一项分析报告，称与其他已测试的方法（如药物和
体育锻炼）相比，"化疗后进行的大脑训练治疗方案最有希望"。
这些方案包括旨在提高言语记忆、注意力和处理速度的同类型
方法。

随机实验还发现，这些方案对儿童癌症幸存者有显著益处。
其中规模最大的研究由美国圣裘德儿童研究医院的心理学家希
瑟·康克林领导，研究对象为68名儿童急性淋巴细胞白血病或
脑瘤幸存者，他们在治疗后被诊断出认知缺陷。研究人员安排平
均年龄为11岁的儿童中的一半人在家中进行25次大脑训练，并
每周进行一次电话辅导。另一半儿童则被列入等待名单，待研究
结束后接受训练。与等待名单上的儿童相比，接受训练的儿童在

一系列认知测试中的表现显著提高。

此外，受试者在训练前后，边做核磁共振成像边回答工作记忆问题。结果显示，他们前额叶的两个区域在训练后解决问题所需的血液量比训练前更少，这可能是因为他们的大脑这台"引擎"变得更加高效了。哈迪说道，"这些孩子在患癌前发育都是正常的，但癌症治疗改变了他们的大脑发育轨迹。"她参与了所有三项儿童癌症研究。

她说，大约 20% 到 40% 的白血病幸存儿童会经历长期的认知变化，而接受放射治疗的脑瘤儿童幸存者中，有 80% 到 100%会出现这种变化。"工作记忆能力是这些儿童发生变化的关键能力之一，"哈迪说，"它很早就开始发生变化，并随着时间的推移导致智力和学习成绩下降。这就是为什么我们对大脑训练如此兴奋的原因之一。它专门针对的是这些儿童中最早受到影响的神经认知领域。"她现在正在参与两个项目，旨在预防儿童癌症幸存者的认知能力下降，而不仅仅是事后进行纠正。

社交训练与精神分裂症

幻觉和妄想可能是精神分裂症最明显的症状，但认知功能障碍也是该病常见的一部分，而抗精神病药物对此效果有限。美国明尼苏达大学的精神病学家索菲亚·维诺格拉多夫进行了一项开创性的研究，发现计算机化的大脑训练可以起到重要的改善作用。

维诺格拉多夫和她的同事们与 Posit Science 合作，发表了
20 多篇随机研究论文。他们发现，受试者在接受训练后，在言语
记忆、学习和日常功能方面都有明显的进步。有趣的是，大多数
研究都采用了听觉训练，这乍一看似乎更适合听力损失患者，而
不是精神分裂症患者。比如，"声音扫描"会播放一系列上升或
下降的音调，就像警报声靠近或远去一样。虽然慢速时听起来很
简单，但当以 12 毫秒的速度播放时，这些音调就变得几乎无法
区分了。同样，无意义的音节也会以越来越快的速度播放，同时
背景噪音的干扰也会越来越大。

维诺格拉多夫选择这样的听觉挑战是因为人们已经发现，精
神分裂症患者存在基本的感官处理缺陷，这至少部分导致了他们
的高层次思维技能受损。她的研究表明，这种训练对已经确诊的
精神分裂症成年患者、最近发病的患者以及有患病风险的青少年
和成年人都有帮助。"我们确实看到了这些患者在认知方面的改
善，特别是在听觉训练后，我们观察到了言语认知操作的显著提
升，"心理学家梅丽莎·费舍尔说道，她曾与维诺格拉多夫合作，
现在也在美国明尼苏达大学，并曾担任 Posit Science 的顾问。"我
认为我们目前还没有一个明确的答案来说明它有多大帮助，但它
绝对是有希望的。"

同样令人充满希望的是，早期对那些在人际交往上常常遇到

困难的精神分裂症患者进行的计算机化社交训练研究，也展现出了积极的效果。2013年，维诺格拉多夫和费希尔发表了一篇论文，她们发现，将听觉训练和计算机化社交训练结合起来，可以显著改善患者在社交感知测试中的表现。

到了2014年，她们与Posit Science的研发部主管、心理学家莫尔·纳胡姆一起，进行了一项试点研究。这个项目的目标就是提升社交认知能力。纳胡姆解释说："其中一项练习就是给你看一个人的面部表情，然后你要在之后找到与之相匹配的情感。一个健康的成年人可能只需要15毫秒就能正确识别，但精神分裂症患者需要的时间要长得多，差异非常明显。所以他们需要进行训练来提高这方面的能力。"

经过在家或诊所进行的24小时在线大脑训练后，精神分裂症患者在社交认知、社交功能和动机的标准心理学测量中的表现都有了显著提升。

现在，纳胡姆正与维诺格拉多夫、费希尔等人合作，在4个地点对128名患者进行随机试验。他们的目标是获得FDA的批准，将这种方法作为治疗与精神分裂症相关的社交缺陷的手段。如果这一进展能够成功，那么它将成为计算机化认知训练领域的一个重要里程碑。"我们的目标是将这项技术从实验室推广到社区中去，"费希尔说道。

超越增量：大脑训练的新篇章

费希尔等研究人员坚持认为，尽管 Lumosity 事件给大脑训练领域带来了一层阴霾，但这其中也蕴含着一线希望。"在短期内，"她说，"人们担心所有的大脑训练都会被视为欺诈。但最终我认为这对我们的领域是有益的。Lumosity 公司确实没有研究来支持他们的程序。但我们的团队和其他许多团队都有强有力的证据。"

科学家们还在评估其他可能从这些训练中受益的人群。例如，针对提升认知开发的小程序正在被研究作为一种加强孤独症患者人际交往能力的手段。少数研究表明，计算机化训练可以改善帕金森病患者的精神功能。一项涉及 21 名唐氏综合征儿童的小规模研究发现，计算机化训练提高了他们的短期记忆。2015 年 11 月发表的另一项研究得出结论，针对大脑进行训练可以增强癫痫儿童的工作记忆。同年 2 月发表的第三项研究表明，这种训练对出生时体重非常低的学龄前儿童具有长期益处。所有这些结果都需要通过更多、更大规模的研究来证实。

如果积极的结果继续积累，下一步就是找到一种方法，让那些可能从中受益的人能够以可承受的价格接受大脑训练。"大多数人无法自掏腰包支付 1500 到 2000 美元来进行这种干预，"哈迪说，"它已经拥有了一些与药物干预同样多的证据，而这些药物干预是由医疗保险覆盖的。儿童癌症幸存者所使用的大脑兴奋剂药物并没有获得 FDA 的批准。然而，这类药物确实被大多数针对这些孩子的保险计划所覆盖，并且在临床中应用广泛。"

那么，大脑训练面临的最大挑战是什么呢？其实就是提升那些智力水平已经处于平均或甚至高于平均水平的人的智力。有些专门研究智商的学者认为，提升智商是不可能做到的事。但这并没有阻止美国国家情报总监办公室资助一项研究，他们想让情报分析员（也就是我们常说的间谍）变得更聪明。在情报高级研究计划局的指导下，有一个叫"SHARP"的项目开始展开，它的全名是"加强人类适应性推理和问题解决能力"。这个项目资助了包括计算机化训练和其他方法的大脑训练研究，比如体育锻炼、正念冥想，还有轻度电刺激大脑等。

"SHARP"项目的研究结果可能很快就会在杂志上发表。项目的负责人，神经学家亚历克西斯·让诺特说："我不想抢研究团队的风头，而且必须说明的是，并不是所有的方法都有效。但我可以说的是，他们确实看到了一些虽小但显著的智商提升现象。我们觉得他们看到的这些现象有很强的证据支持。他们已经在多个地点的数百名受试者身上测试了这些干预措施。"

让诺特说的"虽小但显著"很关键。在人类智商的领域里，没有捷径可走，也没有"无限"的大脑增强剂。我们应该对任何承诺提供这些的人保持怀疑，特别是如果他们想从中获利的话。

但是，有足够的证据可以让任何怀疑论者相信，认知功能是可以通过渐进和累积的方式得到改善的。

毕竟，我们的大脑显然对教育中的坚持和练习是有反应的，就像创伤或虐待等负面事件会损害我们的认知能力一样。可塑性是人类大脑的一个决定性特征。对认知练习和大脑训练的新研究，尤其是在脆弱人群中的研究，强调了这一点。这意味着，关于大脑训练是骗局的报道可能是使用了夸张的手法。

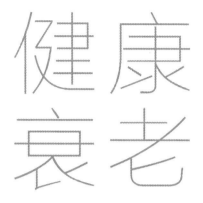

健康衰老

第 3 章

探索人类长
寿的极限

活到120岁

比尔·吉福德（Bill Gifford）
阳　曦　译

　　2016年3月，负责认证吉尼斯世界纪录的官员来到以色列的海法市，拜访一位名叫以色列·克里斯塔尔的退休糖果制造商。他们此行是为了宣告，现年112岁零178天的克里斯塔尔是目前世界上最长寿的男人。

　　克里斯塔尔的一生充满波澜。1903年，他出生于波兰，当时波兰男性的预期寿命只有45岁。孩提时代的克里斯塔尔曾向奥匈帝国的皇帝弗朗茨·约瑟夫一世投掷糖果。成年后，他在罗兹创建了一家属于自己的糖果工厂。克里斯塔尔熬过了两次世界大战，也曾在奥斯威辛集中营里度过极为艰辛的3个月——他的妻子和两个孩子都死在集中营里。再婚后，他移民到以色列，开始手工制作糕点。现在，这位老人拥有大约 20 名孙辈。在克里斯塔尔出生的年代，人们还用着煤气灯，而现在，这位百岁老人已经走进了互联网时代。

"克里斯塔尔先生的高寿令人瞩目。"在一次官方声明中，吉尼斯世界纪录的认证负责人马尔科·弗里加蒂这样表示。的确，目前发达国家男性的预期寿命刚刚接近 80 岁。但 10000 个人里大约只有两个能活到 100 岁，而且绝大多数是女性。克里斯塔尔近 113 岁高龄，已经接近男性观察到的最长寿命极限。迄今为止，还没有人类能超越法国女性珍妮·卡尔芒的寿命，她于 1997年去世，享年 122 岁。

如果人类的平均寿命不再是 80 岁或 85 岁，而是 100 岁，甚至和克里斯塔尔一样活到 112 岁，那会怎样？当然，早在炼金术士的年代，就有长寿乃至永生的故事四处流传。但到目前为止，这种"乐观"的想法尚缺乏实际证据支持。不过，有科学家相信，像克里斯塔尔这样的百岁老人，衰老速度确实比一般人慢得多。现代生物学发现，如果在一段时间内将细胞的热量消耗限制在极低水平——正如这位糖果制造者曾经历过的那样——那么细胞寿命可能会有变化。这项研究提出了限制细胞能量消耗的更好办法，不是控制饮食，而是使用药物。

目前，研究人员在获准用于人体的药物和补充剂中，已经发现了 6 种药物有助于控制细胞内部的损伤，从而间接帮助人类延长寿命，且这些药物和补充剂原本是用于其他病症的。有几种药物有延长平均寿命和最长寿命的效果，且已经在小鼠身上得到了验证，其中包括一种抗癌药。研究人员将针对一种常用的降糖药——二甲双胍开展一项特殊的临床试验，以确认该药物能不能延缓人体衰老，这样的试验在历史上尚属首次。

一部分从事衰老研究的专家已经迫不及待地宣称，长寿之梦或许能在我们这一代人中实现。"说到永生和延缓衰老，不着边际的报道实在太多，反而淹没了目前的新进展。"美国华盛顿大学的资深老年医学专家马特·科贝尔勒因说，"按照目前的势头，我觉得在接下来的 50 年里，人类的健康寿命将延长 25% 到 50%。"

"外界的反响十分热烈，公众表现出了极大的兴趣，仿佛重大的突破就在眼前。"人类衰老研究专家尼尔·巴尔齐莱表示："我相信，这项研究会取得重要进展，而且以后的药物效果还会更加惊人。"

超越饮食

至少在一定程度上，衰老根植于我们的食欲之中。早在 20 世纪 30 年代，科学家就知道，减少小鼠的喂食量，能使它们活得更久。就连克里斯塔尔这样的科学门外汉也认为，第二次世界大战期间和战后的饥饿岁月或许促成了他的长寿。在接受以色列《国土报》采访时，克里斯塔尔曾说："吃饭是为了活着，但活着不是为了吃饭。任何事都是过犹不及，吃饭也一样，所以不用吃太多。"

不幸的是，或者说幸运的是（具体取决于你看待问题的角度），严格控制热量摄入的实验，在猴子这种更接近人类的动物身上，取得了喜忧参半的结果。低热饮食在某项研究中似乎能延长寿命，但另一项经过精心设计的研究却表明，以全食（没有经过加工或精加工的食物）为基础的自然低糖饮食也能达到同样效果，尽管摄入的总热量并不算少。而且在所有实验中，很少有人能坚持做到把日常摄入的热量削减 25%。

不过，对低等生物进行的实验表明，营养匮乏时，生物体内会建立特定的、有益的细胞通路（分子交互作用链），从而让生物体在没有食物的情况下活得更久。从理论上说，用药物激活这种通路能达到同样的效果，而且无须忍受饥饿。AMP 活化的蛋白激酶就是一个例子，它的作用类似于细胞的"燃料表"。当营养物质不足时，如大量运动或严格控制热量摄入时，AMP 活化的蛋白激酶就会活跃起来，它会把葡萄糖运送到细胞里，以提供能量，同时提高细胞对有利该过程的激素（胰岛素）的敏感度。

AMP 活化的蛋白激酶还会有助于分解脂肪以使细胞获取更多能量。在运动期间，AMP 活化的蛋白激酶会刺激身体产生新的线粒体——细胞内部的能量制造者。以上所有活动都有助于改善身体的健康状况。

一些令人信服的证据表明，衰老和新陈代谢率有直接相关。1993 年，美国加利福尼亚大学旧金山分校的辛西娅·凯尼恩发现，只要移除一个名为 DAF-2 的特殊基因，就能让秀丽隐杆线虫的寿命翻倍。这个基因就跟细胞的新陈代谢率有关。不过，关于基因对衰老的影响，科学家仍知之甚少，所以目前，他们更倾向于关注细胞层面的衰老机制。

其中一个最有"前途"的抗衰老机制是在无意中被发现的。2001 年，美国南加利福尼亚大学的生物学家沃尔特·隆哥周末休息时忘了给实验用的酵母菌喂食。结果他惊讶地发现，彻底饿一段时间竟能延长酵母菌的寿命。后来，隆哥才知道，酵母菌长寿的原因源于一种名叫 mTOR 的酶，它引发了一系列分子层面的反应。

几年前，多亏了一种在土壤细菌中发现的药物——雷帕霉素，研究人员才首次发现了 mTOR 分子通路。如果把细胞比作工厂，雷帕霉素就相当于"工厂里的断路器"，它能调控细胞生长与分裂的一个关键通路，即 mTOR 分子通路。当 mTOR 被激活，

"细胞工厂"就会轰隆隆开始运转，制造新蛋白，细胞会生长发育并最终完成分裂。若是 mTOR 受到抑制，比如被雷帕霉素抑制或者由于禁食暂时得不到营养，细胞的生长和分裂就会减缓乃至暂停。所以，雷帕霉素可以作为免疫抑制剂，保护移植后的器官，最近，它还被用来治疗癌症——这两种情况都需要抑制细胞分裂。

隆哥的研究表明，mTOR 分子通路在衰老过程中扮演着关键角色。营养不足时，mTOR 分子通路受到抑制，"细胞工厂"就会进入节能模式，回收利用旧蛋白来制造新蛋白，同时提高细胞的清理和修复功能，耐心等待饥荒过去。细胞分裂的脚步放缓，动物或人类就更有可能活下去，直到找到下一顿饭。

"mTOR 分子通路的真正神奇之处在于，它能感知外界环境。如果周围食物充足，它就会让"细胞工厂"开工——对简单生物体来说，这意味着快速发育和繁殖。"科贝尔勒因解释说，"这很明智，因为食物充足意味着适合繁衍。"很明显，这套机制在演化史上大受青睐，演化树上各个层级的生物——从单细胞的酵母菌到人类和鲸鱼，都遵循这一规律。

细胞的活跃度会影响寿命。2009 年，3 家研究所的科学家合作，在《自然》杂志上发表了一篇文章，宣布雷帕霉素能延长小鼠的寿命。这是个重量级的发现：此前没有任何药物真正延长过哺乳动物的寿命。在这项研究中，研究人员采用的不是一组，而是三组遗传差异较大的小鼠，并且研究结果显示，所有小鼠的寿命都有所延长——不光是平均寿命，也包括最长寿命，而后者被视为药物延缓衰老的明确证据。

　　总体来看，摄入雷帕霉素的小鼠比对照组的小鼠更健康、更有活力。比如，摄入雷帕霉素的小鼠的韧带更灵活、强韧，心脏和血管也是如此，甚至肝脏也比对照组小鼠的更健康。即使步入老年，实验组小鼠也仍旧表现得极为活跃。此外，即使小鼠在20个月龄时才开始摄入雷帕霉素，它们的最长寿命和平均寿命依然有所增长。要知道，这相当于给70岁的人吃一片药，然后他就活过了95岁。或者换句话说，某种药物能让克里斯塔尔活过130岁。

　　其他实验室的研究人员，不仅成功地重复了上述实验，而且进一步拓展了这项研究。他们发现，持续摄入雷帕霉素的成年小鼠，最终寿命延长了25%——效果与严格限制热量摄入相当。当然，小鼠和人差别很大，但至少雷帕霉素给我们带来了希望，它使我们相信，的确有一些东西能够延缓衰老及相关疾病的到来。"雷帕霉素是第一种可能有实用意义的抗衰老药物，它带给我们的震撼是前所未有的。"美国巴克衰老研究所的首席执行官布赖恩·肯尼迪表示。

不过，雷帕霉素也有缺点。它可能带来不适的副作用，比较明显的是，部分服用雷帕霉素的患者出现了口腔溃疡，而且更容易受到感染（因为雷帕霉素会抑制免疫反应）。科学家发现，接受了雷帕霉素的雄性小鼠出现了睾丸缩小。这样的副作用，可能对癌症和器官移植患者来说，尚能忍受，因为他们病情严重。但如果把雷帕霉素作为抗衰老药推荐给健康人，恐怕就得不偿失了。但是，如果换种给药方式，或者减少用药量，能否在减少副作用的同时达到延长寿命的效果呢？

为了回答这个问题，科贝尔勒因和同事丹尼尔·普罗米斯洛启动了一个特别研究项目，给中年宠物狗使用低剂量的雷帕霉素。初步数据显示，仅摄入雷帕霉素几周后，宠物狗的超声心动图就显示，它们的心脏变得更加年轻了。"我们可以清楚地看到，摄入雷帕霉素的宠物狗，心脏收缩情况优于对照组，"科贝尔勒因说，"对于老年动物来说，心脏供血状态不佳可能会造成其他身体组织衰退问题。"

科贝尔勒因说，我们之所以这样重视雷帕霉素，是因为在小剂量给药的情况下，雷帕霉素的作用更像免疫调节剂，而非单纯的抑制剂。小剂量的雷帕霉素似乎能够增强某些免疫功能。实际上，有一种名为依维莫司的抗癌药，它的主要成分就是雷帕霉素。科学家发现，服用这种药物的老年人对流感疫苗有更强的响应。这可能意味着，在某些情况下，雷帕霉素能够增强免疫反应。还有一个有趣的证据：荷兰的一项研究发现，健康的百岁老人体内 mTOR 分子通道活动水平低于常人。

如果资金允许，下一步，科学家将研究雷帕霉素对老年宠物狗的长期影响，持续追踪狗的老化过程。如果研究结果与小鼠的相同——也就是说，狗活得更久、更健康——那么这种药物就有可能被获准进行人体试验。"再过 5 年，我们就能知道雷帕霉素对老年宠物狗的确切效果。"科贝尔勒因说。

衰老开关

20 世纪 70 年代，研究人员在复活节岛上发现了一种能让真菌细胞停止发育的化合物，并将它命名为雷帕霉素，这个名字来自复活节岛的原名"雷帕岛"。通过研究，科学家逐渐发现，这种化合物会干扰细胞中的一种酶，而这种酶在细胞成长、分裂过程中起着十分关键的作用。由于这类过程与细胞衰老有关，所以抑制这种酶就能延缓衰老。这种名为 mTOR 的酶似乎是细胞内部的衰老开关，能调控动物的寿命。

mTOR 开启时

mTOR 由两种成分组成，其中一种名为 mTORC1 的成分能够感知细胞所处的环境。如果周围营养丰富，容易得到生长所需的能量，mTORC1 就会促进"细胞工厂"加速运作。它会帮助细胞摄取各种物质，包括能够提供能量的葡萄糖、诱发分裂的生长因子和氨基酸（要完成生长和分裂，细胞必须利用氨基酸来制造关键的蛋白质）。

mTOR 关闭时

雷帕霉素会阻挡 mTORC1，让它无法探测到外界的葡萄糖、生长信号和营养物质，即使这些物质就存在于细胞周围。结果，"细胞工厂"进入饥荒模式，放缓脚步、节约资源。主要的细胞功能减速，尤其是生长和分裂功能。

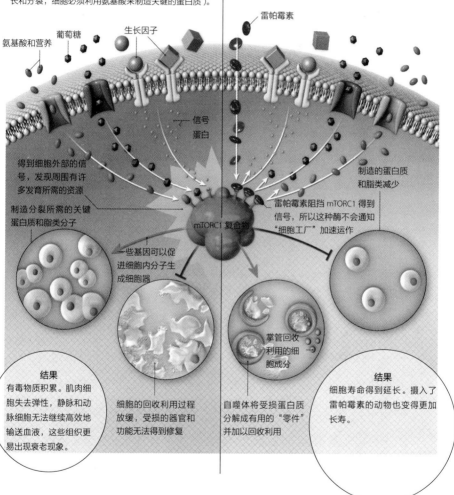

雷帕霉素

氨基酸和营养　葡萄糖　生长因子

信号蛋白

得到细胞外部的信号，发现周围有许多发育所需的资源

制造分裂所需的关键蛋白质和脂类分子

一些基因可以促进细胞内分子生成细胞器

mTORC1 复合物

雷帕霉素阻挡 mTORC1 得到信号，所以这种酶不会通知"细胞工厂"加速运作

制造的蛋白质和脂类减少

掌管回收利用的细胞成分

结果
有毒物质积累。肌肉细胞失去弹性，静脉和动脉细胞无法继续高效地输送血液，这些组织更易出现衰老现象。

细胞的回收利用过程放缓，受损的器官和功能无法得到修复。

自噬体将受损蛋白质分解成有用的"零件"并加以回收利用

结果
细胞寿命得到延长。摄入了雷帕霉素的动物也变得更加长寿。

延长健康生命

不但要活得更长，而且要活得更健康，这才是长寿的关键。人类的寿命的确延长了，但生命的后半段却往往伴随着疾病和失能带来的痛苦。2002 年，两位统计学家詹姆斯·W. 沃佩尔和吉姆·厄彭在《科学》杂志上发表的一篇论文指出，自 19 世纪 40 年代以来，在寿命最长的族群（目前名列榜首的是日本女性）中，人类的预期寿命几乎呈直线上升。在人类历史上，预期寿命达到了前所未有的长度。

与此同时，健康生命的增长却远没有这么迅速。这意味着，充满疾病和失能的老年阶段实际上变长了。人类的寿命在不断延长，但衰老的人类却更容易陷入老年病的"泥潭"。现在，虽然心脏病和癌症的死亡率有所下降，但阿尔茨海默病的风险却持续上升。在美国 65 岁以上的人群中，有 1/9 的人患有阿尔茨海默病或其他会导致认知衰退的疾病，而到 80 岁以后，患上此类疾病的风险还会大幅上升。

"阿尔茨海默病的发病率正以惊人的速度增长，不过，这也是历史的必然，现代医学的进步正好可以让人们活到该病频发的年纪，即七八十岁。"伊利诺伊大学芝加哥分校的统计学家杰·奥申斯基说，"如果照这个趋势发展下去，情况会越来越糟。要解决这个问题，只有延缓衰老，压缩疾病频发的时间段。"

奥申斯基没有见过克里斯塔尔,但这位糖果商似乎正是他理想中的那种老人。克里斯塔尔已经 112 岁,依然思维敏捷,对答机智。他成功避开了各种致命疾病——癌症、心脏病,还有阿尔茨海默病和糖尿病,这几种病症是发达国家人群最主要的死亡原因。研究人员发现,与 70 多岁就去世的人相比,像克里斯塔尔这样的百岁老人,生命尽头多病的时间段往往很短。奥申斯基认为,成功的抗衰老药物,就应该有与此相似的效果,而不是单纯地延长寿命,对生命后半段的健康和福祉不闻不问。

不过,直到 2019 年,抗衰老药物的研发人员都面临一个巨大的难题:FDA 并不认为衰老是一种疾病,因此,它不会批准任何以衰老过程为靶标的药物。在 FDA 看来,这样的政策有其道理:我们没有客观地"测量"衰老的方法——比如说,任何血液检查都无法确定某人的衰老速度是高于还是低于正常水平。既然如此,怎么知道某种抗衰老药有效呢?官方的这种态度,浇灭了制药公司投资抗衰老药的热情,因为即使研发出了新药,他们也没有办法给药弄到批文,更别提推向市场了。

但是 2020 年,事情出现了转机。FDA 批准了一项旨在测试二甲双胍抗衰老特性的临床药物项目。早在 20 世纪 50 年代,二甲双胍就在英国得到了批准,用于治疗糖尿病。1994 年,二甲双胍又获得了 FDA 的许可。此后,这种药物一直是数百万糖尿病患者的首选。作为一种廉价的非专利药,二甲双胍是世界上最常用的处方药之一，世界卫生组织评价它是一种"不可或缺"的药品。它能提高细胞对胰岛素的敏感度，而胰岛素发送的信号会促使细胞从血液中摄入糖分（葡萄糖）。

由于服用二甲双胍的人数众多，研究人员可以很方便地研究探索它的"有趣"效果。特别有意思的是，流行病学研究表明，服用二甲双胍的人罹患癌症的概率似乎更低。还有一些研究发现，二甲双胍对心血管可能也有好处。此外，尽管糖尿病患者的平均寿命比普通人短 5 年至 7 年，但 2014 年一项针对英国病患数据的分析表明，服用二甲双胍的老年糖尿病患者的实际寿命，不但比无糖尿病的对照组长 18%，也比服用另一种常见降糖药——磺酰脲类药物的糖尿病患者更长。这表明，延长寿命的很可能是二甲双胍本身，而不仅仅是对糖尿病的控制。

二甲双胍源自一种名为法国紫丁香（又名山羊豆）的古老草药。不过，其延长寿命的确切作用机制我们仍不清楚，数十年来，科学家一直为此争论不休。目前研究人员可以肯定的是，二甲双胍的确会激活 AMP 活化的蛋白激酶，使新陈代谢发生有益的变化；它似乎还能通过其他通路影响细胞对胰岛素的敏感度，甚至在某种程度上抑制 mTOR。

二甲双胍可能有助延长寿命，这引起了不少人的注意，其中就包括巴尔齐莱。巴尔齐莱正在主持一项百岁老人的大型研究，他发现这些长寿者很少受到高血糖或糖尿病的困扰——事实上，高效处理血糖是长寿的标志之一。巴尔齐莱认为，二甲双胍或许可以改变人类的新陈代谢，使之更接近百岁老人的模式。"通过提高细胞的功能和对胰岛素的敏感度，二甲双胍在对抗糖尿病的同时，也起到了延缓衰老的作用。"巴尔齐莱说。事实上，他自己也在预防性地服用这种药物，因为他的父母都患有糖尿病。虽然没有正式说出来，但他私下里认为，50岁以上的人都应该考虑服用二甲双胍。"它就像超级药物，"巴尔齐莱说，"似乎对多种与衰老相关的疾病都有效。"

"我们有60年的人体使用二甲双胍的数据。这些数据表明，二甲双胍对许多疾病都有一定效果，这足以让我们开始相信，二甲双胍触及了衰老过程的本质。"詹姆斯·L. 柯克兰赞同巴尔齐莱的想法。柯克兰是梅奥诊所罗伯特和阿琳·科戈德衰老研究中心的主任，也是二甲双胍研究项目的参与人员之一。

抗衰老药物用于人体还面临另一个难题——时间。常规的寿命研究项目需要花费数十年时间——实实在在的一辈子。2021年启动的"二甲双胍抗衰老"项目采用了另一种研究方式。除了简单地比较服用二甲双胍的健康受试者与对照组的寿命，研究人员还要观察每一位受试者身上与衰老相关的疾病出现的进程。

老年人常会罹患一种以上的慢性病，如高血压、糖尿病、心脏病或认知损伤，这是衰老的主要标志之一。这些所谓的并存病

（即多种疾病叠加），是造成老年人生活不适的主要原因，也是医疗费用一再攀升的"罪魁祸首"。在"二甲双胍抗衰老"项目中，科学家计划让已经患有一种与衰老相关的疾病的老年人服用二甲双胍，然后对其进行长达7年的跟踪。与此同时，还设置了一组不服用药物的对照组，以便观察药物能否延缓其他与衰老相关的疾病。如果二甲双胍真能延缓衰老，那么它应该能推迟并存病的出现时间。

下一步，"二甲双胍抗衰老"项目将开始真正评估二甲双胍对健康生命的影响——从本质上说，也就是判断它能否真正成为预防衰老的特效药。"这就像给没有心脏病的人吃降压药。"柯克兰说。

巴尔齐莱认为，如果该项目获得成功，且FDA对延缓衰老的新药表现出开放的态度，那么制药公司会开始填补这一领域的空白——不光是传统的制药厂，还包括谷歌卡利科项目这样的"探险者"，该项目负责衰老研究的副总裁正是20多年前发现DAF-2衰老基因的辛西娅·凯尼恩。有报道称，为了研发延长健康寿命的新药，卡利科项目已投入十多亿美元，这个数字等同于美国衰老研究所有史以来的全部预算。

"如果延长健康生命的同时带来了长寿的'副作用'，"巴尔齐莱半开玩笑地说，"那我们将致以诚挚的歉意。"

延年益寿之药

有抗衰老潜力的药物正在不断涌现。例如,一种名叫阿卡波糖(Acarbose)的抗糖尿病药物能够大幅延长雄性小鼠的寿命。和二甲双胍一样,阿卡波糖已被批准用于人体,所以它也可能成为抗衰老临床试验的候选药物。此外,研究人员发现还有一种药物 α-雌二醇也有良好的抗衰老效果。

还有一组更新且可能更有前途的抗衰老候选药,它们不是通过调节新陈代谢起效,而是通过清理体内所谓的老化细胞发挥抗衰作用。这些细胞已经停止分裂,但没有真正死亡。老化细胞像"细胞僵尸"一样赖在人体内,还会分泌一种名叫细胞因子的小分子蛋白,损害周围的细胞。柯克兰认为,老化细胞的真正功能是作为抗癌防御机制——一种杀死可能癌变的邻近细胞的方式。老化细胞还能促进伤口愈合,因为它们分泌的细胞因子有助于激活免疫系统。不幸的是,老化细胞的毒性不仅会影响邻近的细胞,还可能引发全身性的轻微炎症,这也是身体衰老的标志之一。而且相当矛盾的是,这种毒性会增加周围组织的癌变风险。柯克兰和其他一些科学家将这些老化细胞视为衰老的主要推手。

更糟的是,我们年纪越大,体内的老化细胞就会越多。如果把老化细胞都清理掉,会怎样呢?柯克兰和同事,包括梅奥诊所的生物学家让·范德乌森已经证明，通过基因工程和药物，清除小鼠体内的老化细胞，能够延长它们的健康寿命。但是，问题在于，我们很难把老化细胞分离出来——它们总是和健康细胞混在一起——杀死它们就更困难了。"这些细胞非常顽强，"柯克兰说，"很难彻底清除。"

来自梅奥诊所、斯克里普斯研究所和其他机构的一组研究人员发表了一篇文章，柯克兰也是这篇文章的共同作者之一。在这项研究中，科学家试图通过药物达到细胞凋亡（或者说细胞自杀）的效果，从而杀死老化细胞。最后，他们找到了3种有效药物。

柯克兰认为，这3种药可以杀死大量老化细胞，同时对其他细胞影响不大。"我们只给试验对象用了一剂药物，它们在跑步机上的表现就有了明显提升——而且这种状态保持了7个月。"柯克兰说，"这让我们确信，药物确实能清除老化细胞，让身体一劳永逸地摆脱它们。"

也许它们必须死亡，这样我们才能活着。

人类年龄极限之争

琳达·格迪斯（Linda Geddes）
曹 乐 译

　　珍妮·卡尔芒比她的女儿和孙辈多活了几十年，最终在122岁高龄由于自然原因溘然长逝。卡尔芒是一名法国人，虽然她去世已经是发生在20年前的事情，但截至目前，她仍被认为是世界上寿命最长的人。如果我们当中的部分人认为医学的进步会让我们的寿命能够超越这个纪录，请再仔细斟酌一下吧。

　　发表在《自然》杂志上的一项全球人口统计数据分析表明，人类的寿命存在一个固定的、不可逾越的界限，因此，打破卡尔芒的寿命纪录几乎是一件不可能的事情。然而，有部分科学家对此观点持怀疑态度，他们认为分析数据没有将未来医学水平的进步考虑进去，而这是十分关键的因素。

自 19 世纪以来，人类的预期寿命持续稳定增长。报道中像卡尔芒这样的超级百岁老人（寿命达 110 岁以上）越来越多，另外，科学研究表明人工饲养动物的寿命可以通过遗传学操纵或饮食干预等手段进行延长。这些事实都促使一些人产生人类寿命无上限这样的观点，而另一些人则认为在 20 世纪看到的预期寿命和人类最长寿命的增长现象最终都会停止，人类的寿命并不会无限增长。

为了研究这个问题，遗传学家简·维吉及同事将目光聚焦在人类死亡率数据库上。该数据库由美国和德国共同管理，囊括 38 个国家的死亡率信息。简·维吉推断如果寿命没有上限，随着时间推移和医学水平的进步，更年长的人群中会出现最大存活率增长的现象。相反的是，他们发现在 20 世纪初期，最大存活年龄一直稳步提升，这一现象到 20 世纪 80 年代逐渐消失，稳定在 99 岁左右形成一个平台期。

最大存活年龄

研究人员继续深入研究了国际长寿数据库，这个数据库由一个国际团队管理，主要关注的是一些最长寿的人群。他们在研究中发现，对于像法国、日本、美国和英国（英国有数量最多的超级长寿者）这样的国家，最高报告死亡年龄，即某一年去世的最长寿者的年龄在 20 世纪 70 年代和 20 世纪 90 年代初迅速增加，最终在 20 世纪 90 年代中期达到 114.9 岁的平台期。研究人员发现，他们在观察某一年去世的第二、第三、第四、第五长寿者时，也会发现同样的趋势。与此同时，他们在另一个有国际老年学研究小组的数据库中继续得到了一个类似的寿命峰值——115岁，这些都验证了关于超级长寿者的说法。

维吉的团队得出结论，人类寿命的自然极限约为115岁，偶尔才会出现像卡尔芒这样的特例。他们计算出任何人在任意一年份，年龄超过125岁的概率低于万分之一。

维吉表示，人类寿命存在极限是一件令人惊讶的事情，世界人口持续性增长，营养和身体健康状况在不断提升这意味着越来越多的人可能会活得更长。诸如此类的因素提供了一个不断增长的最大存活年龄的人口池。但如果你期望这些年中会涌现更多像卡尔芒这样的超级长寿者，你将大失所望。

并不是每个人都同意维吉团队的解释。德国马克斯·普朗创始主任詹姆斯·沃佩尔表示，在许多国家中，生存年龄的增长可能已经趋于稳定。但在参与并和这项研究密切相关的一些国家中，如日本，这一增长还未达到稳定。该国是世界上预期寿命最高的国家，2015年出生的人预期寿命达到了83.7岁，法国和意大利也是如此，这两个国家人口众多，预期寿命高。这说明存活年龄最大值增长这一趋势尚未稳定，还有增长的空间。

沃佩尔表示，维吉的文章包含了"片面的结论"。而维吉自己则认为，即使这样，这三个国家的人存活年龄增长在近几年也显著放缓，似乎正趋向不再增长。

被忽略的医学领域进展

研究人员还提及了未来的医学进展可能会进一步延长人类的最长寿命。正如英国布莱顿大学的老年学家理查德·法拉格所言，"如果不进行人为干预，人类的寿命是存在限度的，但干预之后，就会不同"。

以线虫、小鼠和果蝇为研究对象，研究人员发现通过抑制生长因子相关基因和饮食限制，可以从根本上延长它们的寿命。人类的细胞可以通过延长端粒来实现重回年轻态的愿望。法拉格说："如果无法延长人类的寿命，这意味着人类和我们研究过的其他生物很不一样。"

而维吉则认为，对于非人类生物的研究结果不一定适用于人类。这些动物经过人们的筛选，它们生下来就具有特定的特征，他认为，在延长寿命的策略中，至少限制热量这一种手段在用到野生猴子身上的效果比实验中差很多。他说道："我并不是说药物或者基因工程不能很好地延长我们的平均寿命，但这些手段真的能让我们突破115岁的寿命极限吗？"他认为这种概率是极其微小的，因为控制寿命的基因太多了，我们也许可以堵住其中一个洞，但是还剩下一万个洞会出现。

争论再次出现了，老年学家奥布里·德·格雷是加州山景城 SENS 研究基金会的首席科学家，该基金会致力于开发能够恢复机体年轻状态的生物技术。他说："和水坝不同的是，随着堵塞越来越多的漏洞，迄今为止尚未堵塞的漏洞所承受的压力会不断减少。"也许，维吉的研究论文的结果绝对是正确的，但是他并没有提到未来医学的潜力，他看到的只有现在和过去的医学表现。

长寿无极限

埃利·多尔金（Elie Dolgin）

刘佳俊　译

人类的寿命可能没有自然的极限——至少目前还没有。

该项假说来自 2018 年 6 月 28 日发表在《科学》杂志上的统计分析，这与一些统计学家和生物学家的主张相反。该研究分析了意大利近 4000 名"超级寿命者"的生存概率，他们的年龄都在 105 岁及以上。

这项研究由萨皮恩扎大学的统计学家伊丽莎白·芭比和罗马大学的统计学家弗朗切斯科·拉戈纳主导，两人都在罗马从事研究工作。他们的研究小组发现，在生命的大部分时间里，死之风险似乎随着年龄的增长而增加，但在 105 岁以后死亡风险似乎趋于平稳，从而形成一个"死亡率平台期"。人口统计学家让 – 玛丽·罗宾说："如果存在死亡率平台期，那么人类的寿命就没有极限。"

这意味着像宫古千代这样的人——日本的一位老奶奶，2018年，她 117 岁，可以活到未来几年——甚至永生，至少从理论假设上来说是这样。然而，事实并非如此，宫古千代没能活到118 岁。

人类是否有年龄上限是研究人员长期以来争论的热点。科学界普遍认为，死亡风险在成年后稳步上升，直到 80 岁左右。但对于人类进入 90 岁和 100 岁时会发生什么，研究者们有着很大的分歧。

一些科学家研究了大量人口统计数据并得出结论：人类有一个固定的、自然的"保质期"，死亡率随着年龄增长不断上升。另一些科学家也对同样的统计数据进行了分析，他们得出的结论是：死亡率会在一个人的老年黄金年代趋于平稳，因此人类寿命没有上限。

2016 年，遗传学家扬·维杰格和同事们分析了半个多世纪以来世界上超级寿命者的死亡年龄报告，再次引发了关于寿命极限的激烈争辩。他们预测，人类的寿命最高可达 125 岁。

维杰格和他的团队认为，自 20 世纪 90 年代中期以来，人类的最长寿命几乎没有增加，已达到其自然极限。我们已知寿命最长的人是法国超级百岁老人珍妮·卡尔芒，她于 1997 年去世，享年122岁。

专家们对维杰格的研究中的统计方法提出了质疑，引发了一场风暴，芭比和拉戈纳也涉足其中。研究人员与意大利国家统计研究所的同事合作，收集了2009年至2015年间每位105岁以上意大利超级寿命者的记录，收集死亡、出生和生存证明是为了尽量减少"年龄夸大"的可能性，这是研究长寿老人过程中存在的普遍问题。

他们还对这些老人个人的生存轨迹进行了逐年跟踪，而不是像以前结合数据集的研究那样单纯将人们归入年龄区间。由于他们只关注意大利（世界上人均百岁老人比例最高的国家之一），这就避免了不同法定管辖区之间数据收集差异的问题。

因此，英国牛津人口老龄化研究所的卫生政策研究员肯尼斯·豪斯说："这些数据提供了迄今为止关于人类极端年龄死亡率平台期的最佳证据。"

加利福尼亚大学伯克利分校的统计学家肯·瓦赫特称，此前有关晚年死亡模式的争议主要源于不良记录和统计数据。"如果我们能从其他国家获得这种同等质量的数据，我预计我们将观察到相同的结果。"

罗宾不那么肯定。他说，来自法国、日本和加拿大的未公开数据表明，死亡率平台期的证据"没有那么明确"。他说，还需要进行全球范围内的分析，来确定意大利的研究结果是否反映了人类衰老的普遍特征。也有科学家认为，死亡率平台期的证据是"边缘的"，因为新的研究包括了不到100名110岁及以上的人。伊利诺伊大学芝加哥分校的长寿研究员列奥尼德·加夫里洛夫指出，意大利的长寿纪录中即使只有微小的错误也可能导致错误的结论。

也有人说，这项研究的结论在生物学上是不可信的。伊利诺伊大学芝加哥分校的统计学家杰伊·奥尔尚斯基说："你会遇到身体构造所造成的基本限制。随着年龄的增长，不复制的细胞（如神经元）将逐渐萎缩和死亡，这为人类的自然寿命设定了上限。"

以色列巴伊兰大学的分子生物学家海姆·科恩说："因此，这项研究不太可能成为寿命极限争议的最后定论，我相信辩论会继续下去。"

长寿无极限

成年人的死亡风险率随着年龄增长而增加，但是，一项基于3836 位 105 岁及以上老人的研究预测，当年龄达到一定程度时，死亡风险率可能会趋于平稳。

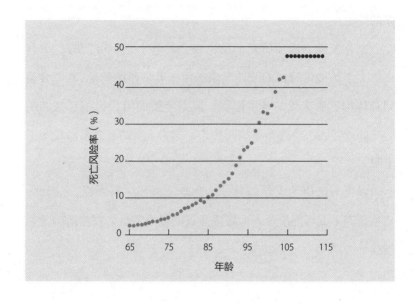

最长寿的人

托马斯·T. 珀尔斯（Thomas T. Perls）
曹 乐 译

在医学院求学时，我了解到慢性致残疾病尤其是阿尔茨海默病的发病率和年龄呈正相关关系。

因此，我预估 95 岁以上的老年人（通常被称为最长寿的人）将会是我所遇到最为虚弱的患者。然而，当我成为老年医学组医生后，我惊奇地发现在我所照顾的老年人中，这些最长寿的人的往往是最健康、最敏捷的。在曾经的一个早晨，我计划采访一位百岁老人，这也正是我们研究项目的一部分。他却提前告知我不得不推迟访问，因为那天早晨他要忙着为下一任总统投票，而在此之前他已经见证了 19 位美国总统的就职。

这样的经历让我开始怀疑，那种认为衰老就意味着体质日益衰弱的普遍观点是否部分有误。难道说，很多 90 多岁高龄的人仍然有着良好的健康状况，而最长寿的人构成了一个特殊且长期被误解的群体吗？从那时起，我遇到的百岁老人，除少数例外，都表示他们在 90 多岁时，生活仍然能够自理。作为 90 多岁的老人，他们很多人仍然积极参与社交活动，享受户外生活和艺术。他们基本上像以往一样生活，仿佛年龄不是问题。而且，越来越多的证据表明，相当一部分最长寿的人确实比许多 80 多岁或 90 岁出头的人更健康。那种认为年龄增长必然导致健康状况极度恶化的普遍观点，似乎需要修正。

未来，照顾年长老人的预估成本可能也需要调整。从 1980 年到 2010 年，美国百岁老人的数量增长了 66%。许多统计学家预测，到 2040 年，将有 2000 万至 4000 万人年龄达到或超过 85 岁，到 2050 年，将有 50 万至 400 万人成为百岁老人。照顾 85 岁以上老人的经济负担可能十分巨大，尤其是如果他们中的很大一部分人需要特殊护理的话。然而，最长寿的人的医疗账单可能会比之前预期低。

路易斯·A. 利普西茨是我的导师，支持我猜想的首批证据正是来自他的一项关于阿尔茨海默病的研究。调查显示，这种疾病会摧毁人的心智，并最终夺走大约 40% 的 85 岁及以上老人的生命。一些研究人员认为，接近 50% 的 90 岁老人患有阿尔茨海默病，甚至有高达 70% 的百岁老人深受其害。

然而，得出这些结论的许多研究并未涵盖 93 岁以上的受试者，这使得这些预测受到一些质疑。1991 年，我和利普西茨进行了一项试点研究，以确定在慢性病护理医院中，阿尔茨海默病的发病率是否与对百岁老人的预测相符。我们发现，在十几位百岁老人中，只有 4 个人似乎患有阿尔茨海默病。这个数字仅为 33%，低到难以令人置信。

选择性生存

我们的研究发现表明，至少在认知能力方面，最长寿的人的状况比通常认为的要好。我们不禁好奇，究竟是什么因素使他们保持良好的身体状况？我们怀疑，这个谜题的答案是，出于某种原因，部分人对衰老带来的疾病具有特别的抵抗力。由于这种抵抗力，他们不仅比其他人活得更长，而且相对没有失能。在一种适者生存的现象中，这些人似乎因为拥有能够避免或推迟衰老而来的致命疾病的特征而被选择为"长期生存者"。而且，即使他们患病，他们也能更好地应对。

20 世纪 70 年代，统计学家在更狭窄的范围内将"选择性生存"的概念应用于年长的非洲裔美国人群体。研究人员报告说，在美国，尽管黑人在 75 岁之前的死亡率高于白人，但 75 岁之后这一趋势发生了逆转。这就是一些人所说的"交叉现象"。这一现象是说白人在某一特定年龄的死亡率高于非洲裔美国同龄人，他们推测，黑人往往更早死亡，因为其中更多人经济困难，获得医疗保健服务的机会也更少。但那些幸存下来的人代表了一个特别健壮的群体，他们能够克服击败其他人的障碍，这给他们带来了生存的优势。

这种"选择性生存"的假设也可以解释其他各种曾经令人困惑的发现，这些发现表明最长寿的人在认知和身体健康方面表现得异常良好。似乎那些活到 80 多岁的男性，每年患阿尔茨海默病的可能性都会降低。此外，活到 90 多岁的男性的认知功能比活到 80 多岁的男性更为完整。这些模式之所以出现，可能是因为容易患阿尔茨海默病的男性通常在 80 多岁或 90 岁出头时就已经死亡。如果 90 多岁的男性群体中几乎完全是不易患阿尔茨海默病的人，那么他们肯定保留了认知能力，这样这些趋势就可以得到解释。更多的研究应该能够揭示事实是否如此。

97 岁，人生新篇章

法国女性珍妮·卡尔芒 1997 年去世，享年 122 岁，是迄今为止有确切记录的最长寿之人。卡尔芒女士让研究人员意识到，极高龄老人的死亡率远低于根据年轻个体死亡率所做的推断。科学家们对 800 万人的死亡数据进行了深入研究。他们发现，97 岁之后，人们的死亡率开始偏离预期，死亡率增速不再像之前那样快，而是逐渐放缓，接近线性增长。如果某个年龄段的人在不到一年内全部去世，那么这个比例就会超过 1。这一发现支持了研究者的观点：人类中年龄最大的人往往比预期的更健康。同样的情况也在地中海实蝇身上被发现。加州大学戴维斯分校的詹姆斯·R. 凯里对比了预期死亡率和实际观察到的死亡率，发现实蝇在大约 50 天时死亡率达到最高，之后死亡率逐渐降低，因此到 100 天时，最老的实蝇在特定一天内的死亡率只有 5%。

性别交叉

令人惊讶的是，作为一个群体，90 岁以上的男性通常比同龄女性的认知功能更好。似乎患有阿尔茨海默病的女性往往更能与疾病共存，而不是死于疾病。因此，与同龄男性相比，就超长寿女性平均而言，认知能力的保持程度较低。而那些同龄男性则是在其他易患阿尔茨海默病的男性纷纷离世后，依然保持着健康与活力的幸存者。

在生命的后期，男性的身体健康状况也比女性更好。但六七十岁的男性比女性更容易中风和心脏病发作。这些急性病症的延迟发作使女性的寿命比男性更长。从绝对数字来看，95 岁时仍有许多女性存活，但就平均健康状况而言，男性又开始占据优势。男性在 90 岁后转向认知水平和身体状况良好，这种现象被称为性别交叉。

在关于 80 岁人群的研究中可以看到性别交叉的早期迹象。在这个年龄幸存下来且没有重大健康问题的男性通常可以继续生活而不需要特殊护理。80 岁以上的男性比同龄女性更独立。有研究报告指出，在该年龄段男性中，有 44% 的人身体健壮且独立，而女性中只有 28% 的人能够保持如此良好的状态。

此外，杜克大学的肯尼斯·曼顿和埃里克·斯塔拉德估算了美国老年人口的预期活跃寿命，即剩余的独立生活年数。他们的研究结果表明，85 岁以后，男性可预期活跃寿命要远远高于女性。

哪些生物因素和环境因素可能使超级长寿的老人保持健康状态直至 95 岁甚至更久？无疑，多重且相互交织的影响因素在此发挥了重要作用。所谓的长寿基因似乎能够预防疾病的发展，但无论是遗传决定还是其他方式决定的适应能力，都能使这些最长寿的人避免潜在的威胁。生活习惯的改变，如不吸烟、改善营养和进行锻炼，也可能帮助一些人保持健康。当然，良好的运气肯定也是有帮助的。

遗传因素

在人类探索长寿奥秘的过程中，那些掌控身体抵御氧自由基侵袭的基因成了候选的"长寿基因"。氧自由基，这类自然产生且高度活跃的化合物，会对 DNA 造成损害，甚至可能摧毁细胞。幸运的是，每个人都天生具备一种遗传赋予的防护力，用以对抗这类损伤。而那些能有效地抵抗氧化损伤的基因变体，或许能通过减缓氧自由基对细胞的破坏速度，为最长寿的人贡献力量。此外，还有其他一些"长寿基因"候选者，它们或能修复与衰老相关的 DNA 损伤，或能调节细胞产生和使用能量的效率。

然而，显而易见的是，并不存在某个单一的基因或神奇的因素，能够为这些人的生存优势全权负责。最长寿的人之所以罕见，是因为他们恰好拥有了可能多达数百种基因变体的完美组合，这些基因变体共同增强了他们的抗衰老能力，并降低了他们罹患与年龄相关疾病的风险。更为复杂的是，不同种族和环境背景下，可能存在着多种多样的成功基因组合。令人振奋的是，某些特定的基因组合在区分 106 岁以上最长寿的人与普通最长寿的人时，准确率竟然超过了 80%。这一发现与我们的假设相吻合，即随着年龄的增长，特别是超过 100 岁后，基因对生存的影响力愈发显著。

直至最近，科学家们还普遍认为，最长寿的人不仅拥有能够抵御导致衰老的生物过程和环境因素的基因，而且他们还没有那些可能增加罹患与年龄相关疾病风险的基因变体。然而，如今三项不同的研究却揭示了一个截然不同的真相：最长寿的人似乎与普通人一样，同样携带着大量的"不良"基因变体。这或许意味着，那些保护性的基因变体在这些人的长寿之路上扮演了至关重要的角色，它们成功地战胜了那些与疾病相关的基因变体。

一个值得关注的特例是与阿尔茨海默病风险显著增加相关的等位基因变异体，前面的文章中我们提到过。那些从父母双方各继承了一个 ApoE4 基因的人，患阿尔茨海默病的风险比普通人高出 8 倍，且平均发病年龄为 68 岁。而对于拥有两个 ApoE3 基因的阿尔茨海默病患者，他们发病症状的出现时间相对较晚，大约在 75 岁左右。至于 ApoE2 的作用，目前尚不完全清楚，但有研究表明，它可能与较低的阿尔茨海默病风险有关联。有趣的是，在最长寿的人中，ApoE4 基因变异的频率非常低，这很可能是因为 ApoE4 基因变异与阿尔茨海默病、血管疾病以及过早死亡之间存在强烈的关联。

基因可能为一个人的寿命长短提供了某种"蓝图"。事实上，它们可以被看作是一个人应对疾病能力的"指示器"。因此，基因在决定影响衰老的两个相互关联的特性——适应能力和功能储备——方面发挥着重要作用。适应能力是指一个人克服疾病或伤害，或有效应对此类压力的能力；功能储备则是指器官达到充分性能所需的"储备量"。显然，一个人的适应能力部分地取决于其身体的功能储备，因为应对疾病的能力需要器官的正常运转作为支撑。

这两个特性对于许多长寿老人的存活至关重要，这一点可以从神经原纤维缠结对认知能力产生的不同影响中窥见一斑。神经原纤维缠结是指随着年龄增长自然出现的死亡脑细胞网络，但在阿尔茨海默病患者中，这种缠结会大量出现。在阿尔茨海默病症状显现之前，缠结的累积数量是因人而异的。例如，尸检结果显示，一名 103 岁的男性尽管阿尔茨海默病的外在表现很少，但其大脑中的神经原纤维缠结水平若出现在较年轻的大脑中，则可能表明该患者已经痴呆。据此推测，这位老年人可能拥有过剩的大脑功能储备，这使得他能够弥补大脑损伤所带来的影响。也许那些神经原纤维缠结累积缓慢且对其耐受度高的人，能够长时间保证认知能力健全，即使出现阿尔茨海默病的明显症状，时间也会很晚，甚至可能根本不会出现。

对老龄化的新思考

研究发现，许多 95 岁以上的人身体状况良好，这可能意味着我们需要重新规划针对年长者的医疗保健体系。目前许多规划都基于一种理论，即尽管随着医疗技术的进步，致命疾病可能会被推迟，但退行性疾病的发病率将保持不变。该理论预测，与 80 多岁的人相比，95 岁及以上的人将继续遭受更多疾病和慢性残疾的困扰。如果这个理论是正确的，那么年长者人口的不断增加将预示着，我们社会中年龄最大的成员将面临严重的健康和生活质量负担。

然而，新出现的数据更符合一种相反的理论。美国斯坦福大学的詹姆斯·弗莱斯提出，更健康的生活方式和医学进步将把发病、死亡和残疾压缩到更短的时间内。因此，主要致命疾病（心脏病、癌症、中风和阿尔茨海默病）以及与年龄相关的衰弱性疾病（退行性关节病、感觉障碍和良性记忆丧失）的发病都将被推迟。

与弗莱斯的假设一致，健壮的最长寿的人往往在去世前只有相对较短的身体虚弱期。英国的研究人员已经招募了足够数量的这些最长寿的人，以证明他们生命的最后五年中才会出现明显的疾病或残疾。

相比珍妮·卡尔芒，我们大多数人虽然有着长寿愿望，但却面临着不可思议的困难。然而，最近的研究促使人们对衰老生物学产生了新的思考。遗传学、生化和流行病学研究应该能够揭示为什么有些人能够抵抗衰弱性疾病，并可能提供方法来提高更广泛人群的这种能力。此外，令我们宽慰的是，这项研究暗示，随着长寿者人数的增加，他们可能不会成为社会经济的巨大负担。与流行的衰老理论相反，许多90多岁或100多岁的人过着积极、健康的生活。如果他们代表着适者生存的群体，那么现在可能是时候抛弃我们对这些人的偏见了。

寿司管够，睡眠充足

研究表明，良好的基因可能为长寿且健康的生活提供最大的希望。然而，其他因素可能也很重要。这里介绍的人物都有自己对于长寿的解释，进一步的科学研究应有助于阐明这一问题。

格特鲁德·韦弗。据老年学研究小组称，在她116岁生日时，她是美国当时最长寿的人。韦弗喜欢修指甲、坐着轮椅跳舞以及研读《圣经》。她说，长寿的秘诀是信赖上帝、善待他人。

沃尔特·布伦宁。114岁时，他是当时世界上寿命最长的男性，也是作者研究百岁老人时的一名研究对象。布伦宁每天都穿着西装打着领带，他将自己的长寿归因于保持精神和身体的活跃（他直到99岁才退休）以及他的饮食习惯：早餐和午餐吃得很丰盛，但晚上只吃水果和零食。

大川美佐绪。2014年3月3日，在日本被称为女儿节的一天，115岁的大川美佐绪拍摄了一张照片，大约一年前，《吉尼斯世界纪录》认定她为世界上寿命最长的人。是什么让她如此长寿？她保证一日三餐，寿司是她的最爱，并且每晚至少睡8个小时。此外，她告诉《电讯报》："你必须学会放松。"